La alimentación que te fortalece durante la quimio

Si desea recibir información gratuita
sobre nuestras publicaciones, puede
suscribirse en nuestra página web:

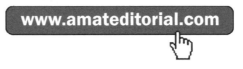

www.amateditorial.com

también, si lo prefiere, vía email:

info@amateditorial.com

Síganos en:

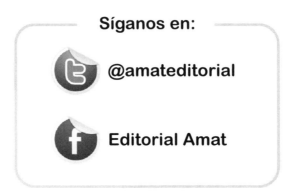

@amateditorial

Editorial Amat

Mike Herbert
con Joseph Dispenza

La alimentación
que te fortalece
durante la quimio

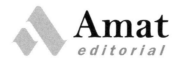

La edición original de esta obra ha sido publicada en lengua inglesa por Conari Press, una marca de Red Wheel/Weiser, LLC. 65 Parker Street, Suite 7. Newburyport, MA 01950, con el título *Stay Healthy During Chemo* de Mike Herbert.

© Mike Herbert, 2012. Publicado con permiso de Red Wheel/Weiser LLC

© Amat Editorial, 2016 (www.amateditorial.com), para la edición en lengua castellana
   Profit Editorial I., S.L. 2016

Fotografía Mike Herbert: © Mike Herbert
Fotografía Joseph Dispenza: © Oscar Montes
Traducción: Antonio L. Gómez Molero
Diseño cubierta: XicArt
Maquetación: Eximpre SL
ISBN: 978-84-9735-836-1
Depósito legal: B-9.188-2016
Impreso por: Liberdúplex

Impreso en España – *Printed in Spain*

Índice

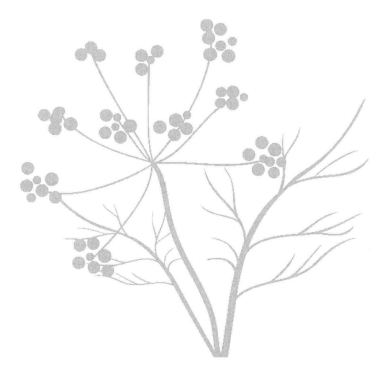

*Tus circunstancias actuales
no determinan hasta dónde puedes llegar;
tan sólo marcan tu punto de partida.*

NIDO QUBEIN

Prólogo

Cuando tenía 17 años me diagnosticaron un cáncer en los ganglios linfáticos. Por suerte para mí, en mi familia cultivábamos una forma de pensar muy clara y determinante: que nuestra salud era nuestra y de nadie más. Es por eso que cuando recibí el diagnóstico supe de inmediato que tenía que recurrir a todo aquello que me ayudara a encontrarme mejor. La intención de ese propósito no era únicamente la de invitar a ese cáncer que se había instalado en mi cuerpo a que se fuera por donde había venido, sino también encontrarme tan fuerte como fuera posible.

Desde el principio mi doctora me avisó de que la quimioterapia era un tratamiento agresivo que podría dejarme secuelas a su paso: una peor función de mis riñones o un hígado, estómago e intestinos afectados. Por supuesto, me sentiría enormemente debilitada, tendría un aspecto horrible y las náuseas serían mis fieles compañeras durante toda la experiencia. Así que mi madre, que por aquel entonces era mi cuidadora principal ya que yo era menor de edad y mi padre trabajaba, decidió que de eso nada. Que ni riñones, ni estómago, ni hígado, ni nada, que cuando un organismo estaba fuerte era mucho más difícil destruirlo. Y de hecho así fue, porque tras tener una curación precoz y terminar el tratamiento, todos mis órganos se encontraban en perfecto funcionamiento y yo me sentía fuerte físicamente.

Como ya hacíamos desde hace años, convertimos en nuestros aliados a la alimentación, las terapias complementarias y la medicina natural. Con esta determinación nos convertíamos en algo que considero esencial: agentes activos de nuestra propia salud.

Hace tan solo unos años, apostar por la curación activa en el cáncer era bastante más complicado de lo que es ahora y exigía una mayor labor de búsqueda e investigación. Había que tomar ideas de aquí y allá porque apenas había manuales válidos e interesantes que guiaran a las personas que decidían no conformarse con los métodos tradicionales que la medicina occidental proponía para el tratamiento del cáncer. Sota, caballo o rey: quimioterapia, radioterapia o cirugía. Pero… ¿y todas las otras cartas de la baraja? ¿Y esas otras barajas que tienen cartas completamente distintas?

En mi caso en particular, los pocos minutos que mi madre podía encontrar a lo largo del día, los dedicaba a investigar nuevos métodos con los que mejorar mi salud. Reflexoterapia, baños de sal, saunas, medicina ayurvédica, medicina china, naturopatía, homeopatía… Incluso dentro de la alimentación se abría una enorme ventana de posibilidades: dietoterapia energética china, algas, semillas, germinados, licuados, recetas tradicionales… Consejos tomados de aquí y allá y una búsqueda exhaustiva que no acababa de dar sus frutos..

Cuando me presentaron el libro que tienes en tus manos sentí una felicidad inmensa de que alguien preparado y formado en este campo, decidiera reunir una gran parte de sus conocimientos en estas páginas, para construir esa guía que tanto había echado de menos en mi propia experiencia con el cáncer.

Este libro me parece revolucionario, en el sentido de que abre explícitamente un nuevo camino a la curación del cáncer recogiendo en sus páginas una gran cantidad de alternativas para aquellos que desean mejorar su estado de salud, y que además son compatibles con los tratamientos convencionales.

Por fin se empieza a reconocer y a hablar abiertamente de la importancia tan tremenda que tiene la alimentación para nuestro organismo. Importancia no solo a nivel corporal o celular, sino también a nivel mental o espiritual.

La alimentación es el combustible de nuestro cuerpo y necesitamos que ese combustible sea de calidad si queremos esa misma calidad para nosotros. Es importante que pongamos conciencia en el hecho de que no comemos solo para quitarnos el hambre e ir pasando los días, sino que comemos para nutrirnos, para funcionar. Comemos para vivir. Y por supuesto, queremos vivir sintiéndonos bien.

Pero lo especial de este libro no es solo que sea una excelente guía para tomar conciencia sobre la importancia de aquello que comemos con ideas y ejemplos específicos que nos ayuden y acompañen en nuestro camino hacia la sanación, sino que además contempla otros aspectos relevantes para la formación o desaparición de una enfermedad, como son los estados emocionales, físicos o mentales.

Este libro es de gran ayuda, es una mano tendida para todo aquel que desee comenzar a cuidarse y curarse, y lo mejor es que no necesariamente tienes que tener un cáncer para beneficiarte de estos consejos, porque a través de estas páginas descubrirá un excelente manual sobre la vida sana.

Deseo que disfrutes del regalo tan generoso que Mike Herbert y Joseph Dispenza nos han hecho y que a partir de hoy te conviertas en el máximo responsable de tu salud. Solo tenemos un cuerpo, cuidémoslo.

VERÓNICA DÍAZ AZNAR
Carboneras, Almería
2016

Introducción

He escrito este libro porque cuando me enfrenté con el problema del cáncer no pude encontrar con la suficiente rapidez un libro que me proporcionara información cualificada y fiable.

Esto es lo que sucedió. De repente, le diagnosticaron a mi compañero, que hasta el momento parecía disfrutar de una salud perfecta, linfoma no Hodgkin en fase IV. La enfermedad era virulenta y agresiva, se extendía día a día por su sistema linfático y amenazaba con atacar sus órganos internos.

Cuando nos recuperamos de la conmoción de aquella sentencia de muerte inminente, comenzamos a investigar lo que había que hacer. Ambos somos partidarios convencidos de la curación natural: yo soy médico naturópata; él ha escrito un libro y una gran cantidad de artículos sobre métodos alternativos de curación. Por carácter y por formación, nos inclinábamos a buscar una cura para el cáncer fuera de lo que se considera el procedimiento médico «convencional». Sin embargo, debido sobre todo a la rapidez del progreso del cáncer, optamos por un tratamiento tradicional del cáncer bajo la dirección de un oncólogo tradicional.

Comprendíamos que elegir un tratamiento convencional en lugar de algunos de los nuevos enfoques alternativos, complementarios e integradores significaba probablemente quimioterapia y radiación, quizá incluso cirugía. Estas son las armas que habitualmente suelen utilizar los oncólogos alopáticos (occidentales y convencionales) en la «guerra contra el cáncer».

Asimismo, sospechábamos que este arsenal de productos químicos médicos, especialmente en el caso de la quimioterapia, probablemente sería eficaz para tratar el cáncer, pero ahí terminaba su utilidad. Yo era consciente de que la finalidad de la quimioterapia es destruir células del organismo y que impide que las que se dividen rápidamente sigan multiplicándose. Esa es su función. Lo que la quimio no hace es devolverle la salud al paciente.

De la noche a la mañana, me convertí en cuidador a tiempo completo y en investigador nutricional. Me motivaba enormemente descubrir cómo podía ayudar a seguir con vida a mi compañero. Como el cáncer avanzaba rápidamente, cerré mi consulta y volví a la universidad, una universidad en la que yo era el único estudiante, como si me estuviera esforzando en conseguir otro doctorado en naturopatía, esta vez con una especialización en el mantenimiento de la salud durante la quimioterapia.

De manera que entramos en el tratamiento tradicional del cáncer (lo que a veces se conoce como «el sistema de tratamiento del cáncer»), pero con los ojos bien abiertos, buscando cualquier oportunidad para equilibrar el trabajo destructivo de las sustancias químicas de la quimioterapia con alimentos y suplementos constructivos revitalizadores.

Conforme progresaba mi investigación, empecé a introducir prácticas curativas naturales en el programa anticancerígeno de mi compañero. El primer objetivo era modificar de manera radical sus comidas. Siempre se había esmerado en su alimentación, pero en la nueva situación era necesario realizar un análisis de los alimentos que hasta entonces comía de forma habitual.

Si lo que más me preocupaba era su alimentación, lo segundo, e igual de importante, era lo que estaba tomando, es decir, los suplementos. Mi investigación me mostraba que las fuentes más fiables recomendaban tomar suplementos durante la quimioterapia, y en dosis terapéuticas, es decir, en cantidades mucho más elevadas de las que tomaría diariamente una persona sana.

El médico recetó seis ciclos de quimioterapia. Se administrarían dejando un intervalo de tres semanas entre cada uno, permitiendo sólo el tiempo necesario para recuperarse de una sesión antes de someterse a la siguiente. Debido, una vez más, a la rápida expansión de la enfermedad, la quimioterapia empezaría a los tres días del diagnóstico inicial.

Además del tratamiento convencional, que consistía no sólo en los fármacos de la quimioterapia, sino también en otros medicamentos para contrarrestar varios efectos secundarios que había que tomar antes, durante y después de los días en los que se llevaba a cabo la quimioterapia, nos embarcamos en un régimen estricto formado por una dieta totalmente distinta complementada con vitaminas, minerales y hierbas.

La desintoxicación siempre fue un problema apremiante porque las sustancias químicas de la quimioterapia debían desaparecer del organismo lo antes posible y llevarse con ellas las células cancerosas muertas. Le recomendé a mi compañero tomar baños desintoxicantes y enemas de café, basándome en las ideas propuestas por sanadores naturales de reconocido prestigio que las empleaban con pacientes de cáncer.

A esto se añadía un «programa de ejercicio», un paseo diario que empezó con una tímida caminata alrededor de la manzana y que, en un par de semanas, llegó a convertirse en un recorrido de unos tres kilómetros en medio de la naturaleza. Lo hacía él solo en el momento del día en que tenía energía porque, con los ricos nutrientes que estaba tomando, le apetecía caminar y se sentía muy bien después de hacerlo.

Pasaron varias semanas, con sus días buenos y sus días malos, que mi compañero soportó con la esperanza de vislumbrar una luz brillante al final del túnel oscuro de los tratamientos. Mientras tanto, seguí investigando para descubrir cómo se puede mantener la salud del paciente durante la terapia convencional contra el cáncer, utilizando como aliados el poder de la naturaleza y la propia capacidad curativa del cuerpo.

Durante todo este tiempo mi compañero no sufrió náuseas ni vómitos y rara vez padeció diarrea o estreñimiento. No había indigestión, acidez estomacal o deshidratación. Aparentemente estos y otros efectos secundarios de la quimioterapia relacionados con la alimentación y la bebida quedaban bajo control al seguir una dieta adecuada que le permitiera una buena digestión y asimilación.

A veces, si se encontraba bien para ello, escuchábamos audios informativos o veíamos vídeos, y luego intercambiábamos opiniones. Con el tiempo llegué a recopilar varios archivos rebosantes de información de las fuentes más recientes y fiables sobre el papel de la nutrición y los suplementos en el tratamiento del cáncer. Cada uno de esos estudios repetía el mismo mensaje alentador: mantén una actitud positiva, desintoxica el cuerpo, come adecuadamente, toma suplementos, haz ejercicio.

Una exploración por TEP-TC tras el tercer tratamiento de quimio mostró que no había ningún cáncer visible en el cuerpo de mi compañero. Naturalmente, esto fue un motivo para el optimismo. Pero, como el oncólogo seguía repitiéndonos, una exploración sólo muestra lo que es visible. Para saber lo que está ocurriendo al nivel microscópico, necesitamos más análisis de sangre, más pruebas, más exámenes y más quimioterapia.

Sin embargo, tras el quinto ciclo de quimio (de los seis que le habían prescrito), se estimó que los resultados del laboratorio eran tan buenos que se estimaba innecesario tomar el ciclo final de fármacos. En la prescripción médica original convencional no se planteaba la posibilidad de interrumpir el tratamiento, pero en ese momento la quimio parecía estar haciendo más daño del que había hecho el cáncer; aunque había pocos efectos secundarios presentes, la capacidad mental de mi compañero parecía estar cada vez más afectada. El oncólogo estuvo de acuerdo con nosotros en acortar el tratamiento de quimioterapia, o al menos no insistió en aplicar otra descarga de quimio.

Para Navidad, la pesadilla que comenzó en agosto estaba totalmente superada y concluida. Hasta el momento, esta historia sigue teniendo un final feliz. El cáncer no ha vuelto. Y mi compañero ha reanudado su vida por completo, con una energía y un entusiasmo crecientes por encontrar el brillante futuro que imaginaba durante esa época sombría.

Había pasado de ser un paciente de cáncer a superar la enfermedad.

Cada año, sólo en EE.UU., más de un millón y medio de personas reciben el diagnóstico estremecedor de cáncer que recibió mi compañero, esa cifra equivale prácticamente a la población de Barcelona.

Imagina a todos estos cientos de miles de personas en fila para recibir tratamiento para su cáncer, esperando obtener el mejor tratamiento posible, ser capaces de costearlo, que el proceso de sanación resulte fácil y no doloroso, y poder salir de este con buena salud y preparadas para retomar sus vidas en el punto en el que las dejaron antes del cáncer.

Algunas terminarán llamándose a sí mismas supervivientes del cáncer, uniéndose a los doce millones de personas que lo han superado en EE.UU.

Mi experiencia con cáncer (incluida la quimioterapia y los demás tratamientos convencionales con los que cuenta la ciencia médica para combatirlo) me dejó con un deseo ardiente de compartir la información que recopilé con personas a las que se les diagnosticó un cáncer.

Al inicio de la travesía de mi compañero con el cáncer, comprendí que quería escribir un libro que describiera una manera práctica de potenciar el proceso de sanación comenzado por los oncólogos y otros especialistas. Su trabajo es erradicar las células cancerosas usando sustancias químicas altamente tóxicas. El trabajo del paciente de cáncer y su cuidador es retomar el proceso en el punto en el que acaba esta labor, utilizando regímenes razonables de alimentación con suplementos, hierbas naturales en polvo, zumos y tisanas, combinados con desintoxicación y ejercicio. Todo esto tiene como objeto fortalecer el sistema inmunológico, ayudar a disminuir los efectos secundarios debilitantes de la quimioterapia, mantener al paciente de cáncer sano y más lleno de energía durante el tratamiento y acelerar el proceso curativo.

He escrito este libro para enseñarles a los pacientes de cáncer que pueden sanar más rápidamente y mejor mientras se someten al tratamiento convencional. Esto se consigue activando la propia capacidad autorreparadora y autocurativa del cuerpo para que nos ayude.

El programa que explico aquí comienza con la idea de que el cuerpo es una poderosa máquina curativa y de que el bienestar es nuestro estado normal y natural. Incluso sometidos al ataque de las sustancias químicas tóxicas de la quimioterapia (cuanto más tóxicas mejor, para destruir las células cancerosas), es mucho lo que se puede hacer para promover la curación activando y alimentando el sistema inmunológico del cuerpo, permitiéndole funcionar como un potente motor curativo. Recuerda que, incluso en el momento del diagnóstico, tenemos más células sanas que cancerosas en el cuerpo.

Déjame explicarte aquí que lo que viene a continuación es el fruto de mi experiencia personal como médico naturópata y cuidador de mi compañero, así como de las evidencias proporcionadas por los clientes que han acudido a mi consulta. Diseñé este programa a partir de mis conocimientos de la medicina natural, que aprendí durante más de una década tratando clientes con diversos desequilibrios corporales.

Este libro presenta un enfoque para todos los casos, aunque es importante reconocer que cada persona y cada cáncer son diferentes. Las mujeres con cáncer son diferentes de los hombres con cáncer; los niños con cáncer son diferentes de los adultos con cáncer; los pacientes de cáncer de pulmón son diferentes de los pacientes de cáncer de estómago. Sin embargo, como seres humanos, compartimos una misma composición química, y esa ha sido mi guía para desarrollar un plan de apoyo que será útil para cualquiera que busque mantenerse sano durante la quimioterapia y para aquellos que vuelven a la vida normal… libres de cáncer.

Si eres paciente de cáncer o cuidador, te deseo salud, bienestar y un futuro lleno de pasión y júbilo. ¡Hay esperanza!

Por favor, ten en cuenta que esta información que te proporciono no tiene como objeto remplazar a ninguna terapia para cáncer establecida por un médico. Antes de poner en práctica cualquiera de las sugerencias recogidas en este libro los pacientes de cáncer y sus cuidadores deben consultar con el oncólogo o con cualquier otro profesional médico que sea el responsable principal de su tratamiento.

PRIMERA PARTE

La quimioterapia sólo es una parte del proceso curativo

No podemos confiar sólo en la quimioterapia

Al parecer, muchos pacientes de cáncer comparten la idea de que la quimioterapia soluciona todos los problemas de esta enfermedad. Creen que al combinar los tratamientos de quimio e irradiación se está haciendo todo lo posible para eliminar el cáncer y devolver la salud al paciente.

Es lo que podríamos llamar una mentalidad antibiótica. Cuando tomamos antibióticos, damos por hecho que estamos combatiendo una infección del organismo producida por bacterias, hongos o parásitos, y que no necesitamos hacer nada más para incrementar el proceso de la lucha contra la infección. Los antibióticos se encargan de todo.

Me apresuro a aclarar que la quimioterapia no es lo mismo que la terapia antibiótica o antibacteriana. Los medicamentos empleados son bastante distintos, y lo mismo sucede con sus procesos de funcionamiento. Sin embargo, para muchos, esa postura de «dejar que la medicina haga su trabajo mientras me siento y espero» es la misma en la quimio y en los antibióticos.

Normalmente, los oncólogos permiten llevar una «dieta sin restricciones» a los pacientes de cáncer que no padecen un cáncer relacionado con el proceso digestivo (como el cáncer de estómago, páncreas o colon). Por ejemplo, mi compañero, a quien diagnosticaron un linfoma, tuvo que ser hospitalizado para su primer ciclo de quimioterapia porque tenía un historial de hepatitis B y su médico no quería arriesgarse a un empeoramiento de esa enfermedad durante los tratamientos de quimio. La quimio suprimiría el sistema inmunológico, dejando abierta la puerta para que hicieran su aparición otras enfermedades escondidas. De manera que el primer cóctel de quimio se lo administraron continuamente a través del gotero durante cinco días.

A lo largo de toda esa semana en el hospital, como oficialmente seguía una dieta «sin restricciones», le sirvieron el mismo tipo de comida que cualquiera podía tomar en la calle o en el restaurante del hospital. Una cena habitual era un filete con puré de patatas y salsa, una ensalada con aliño ranchero, un bollito con mantequilla, un vaso de leche, una taza de café y, de postre, una generosa porción de tarta de chocolate.

Durante el tiempo en que se le administró la quimio (la totalidad de su estancia en el hospital) no se le permitió tomar suplementos de ningún tipo, ya que se temía que las vitaminas, los minerales y los aminoácidos pudieran interferir en los efectos que se esperaban de la quimioterapia o causar reacciones químicas peligrosas en el cuerpo. Esto, a pesar del hecho de que la mayoría de los alimentos contienen de forma natural vitaminas, minerales y aminoácidos.

De manera que dejaron a mi compañero con la quimioterapia y con una «dieta sin restricciones», lo que quiere decir que, aparte de la quimioterapia y una dieta que consistía en comer como de costumbre, había muy poco a lo que aferrarse para sanar.

Una vez fuera del hospital, se le asignó el programa habitual con tratamientos de quimioterapia cada tres semanas. Su prescripción consistía en tratamientos de cinco días de duración tras una semana a base de gotero en el hospital; un total de seis ciclos de quimioterapia repartidos en dieciocho semanas, un periodo de cinco meses, seis contando con el seguimiento de exámenes de sangre y las exploraciones TEP.

Durante todo ese periodo crítico de medio año, sólo se le administró el tratamiento de quimio con las directrices habituales de comer de todo y la advertencia de evitar tomar cualquier suplemento en los días en que recibía la quimioterapia. Nada se dijo sobre añadir o eliminar alimentos y bebidas de su dieta o participar en alguna forma suave de ejercicio como caminar o hacer yoga, ni ninguna otra cosa que no fuera recibir la quimio y recuperarse, como mejor pudiera, de un ciclo a tiempo para empezar el siguiente.

Lo que puede esperarse, cuando a un paciente de cáncer se le deja con este régimen curativo, que no tiene nada de régimen, son semanas y meses sintiéndose mal por los efectos secundarios de la quimioterapia a medida que el cuerpo procesa y finalmente elimina las sustancias químicas tóxicas junto con las células cancerosas muertas. Mientras tanto, el cuerpo queda en un estado tan debilitado que a menudo el paciente se convierte en un «enfermo profesional», vulnerable a todo tipo de enfermedades menores que un sistema inmunológico afectado deja entrar.

Algo falla aquí. Debe haber una manera de que el paciente de cáncer resista la potente labor de la quimio en el cuerpo y al mismo tiempo se sienta bien. Debe haber una manera de acelerar el proceso de sanar el cáncer y disfrutar de un nivel alto de energía y de una sensación de bienestar mientras la curación sigue su curso.

Hay una manera, por supuesto, y es la manera natural.

La función de la quimioterapia

Para entender mejor lo que de verdad sucede en un tratamiento de quimio es importante saber cuál es la función de la quimioterapia. La quimioterapia trata el cáncer con un fármaco antineoplásico o con una mezcla de varios fármacos antineoplásicos. «Antineoplásico» significa que un fármaco actúa para prevenir, inhibir o detener (anti) el desarrollo de un tumor (neoplasma).

La tarea de los fármacos de la quimioterapia es eliminar las células malignas del cuerpo que se dividen rápidamente. Las células cancerosas se dividen y multiplican a una gran velocidad, colapsando los sistemas corporales. La quimioterapia destruye esas células, y con ellas las células de los tejidos normales que se están reproduciendo. Las sustancias químicas pueden administrarse por vía intravenosa, que es la forma habitual de introducirlas en el cuerpo, o inyectadas en una cavidad del cuerpo. A veces una o más de estas sustancias químicas se administran oralmente en forma de píldora.

Si bien es cierto que la quimio destruye las células malignas e impide que la enfermedad se extienda, también daña las células normales. Y cuando eso sucede, aparecen los efectos secundarios indeseados. Como la quimio no puede distinguir entre una célula cancerosa y una sana, ataca tanto a la célula cancerosa que crece rápidamente como a otras células de crecimiento rápido, como las del cabello y las sanguíneas.

Casi todo esto ya lo sabe un paciente de cáncer, porque forma parte de vivir con un tratamiento de quimio. Naturalmente, los oncólogos tratan de encontrar un delicado equilibrio entre eliminar las células malignas para controlar la enfermedad y no afectar a las células normales, de manera que haya los mínimos efectos secundarios posibles.

Lo que no hace la quimioterapia

La quimioterapia está diseñada para destruir células del cuerpo y, al conseguir esto, impedirá que se multipliquen las células que se dividen rápidamente. Su misión es realizar una operación rápida y exhaustiva de persecución, localización y destrucción. El resto consiste en permanecer sano durante el tratamiento de quimio y recuperar un excelente bienestar una vez que las sustancias químicas tóxicas y los residuos de las células cancerosas muertas hayan salido del cuerpo.

Es importante recordar que la quimioterapia no tiene el objetivo de curar, sino de matar céulas. Lo que hace es destruir células. La idea es que, una vez que se atacan y se eliminan las células cancerosas, el cuerpo puede hacerse con el control y curarse a sí mismo. Cuando las células cancerosas ya no pueden subsistir y dejan de dividirse y multiplicarse, son eliminadas del cuerpo como material de desecho. En ese momento, el entorno del cuerpo pasa de ser un sistema funcional afectado por un cáncer en expansión a transformarse en un sistema que favorece el bienestar corporal. Cambiar el entorno hace posible la curación.

Otra de las cosas que no hace la quimioterapia tiene que ver con el sistema inmunológico. Como dije antes, la quimio es tan potente que debilita los medios que el propio cuerpo tiene de protegerse, por eso tanta gente sometida a quimio se resfría con facilidad o contrae la gripe o algo peor mientras trata de curarse el cáncer.

Recordemos que la finalidad de la quimioterapia no es estimular directamente el mecanismo autocurativo del cuerpo, y por tanto no lo hará, aunque sí de forma indirecta al ayudar a cambiar el entorno en el que florece el cáncer. Una vez que el sistema inmunológico del paciente se ve afectado por los ataques de células cancerosas, su capacidad baja y sube sin ninguna ayuda de la quimio en sí. Lo más importante para proteger y aumentar la inmunidad es lo que se hace fuera de la clínica en donde se recibe la quimioterapia.

Los efectos secundarios negativos de la quimioterapia

Los efectos positivos de la quimioterapia, en el mejor de los casos, son la destrucción de las células cancerosas del cuerpo de un paciente de cáncer. Sin embargo, para algunos, el estrés que acompaña a la quimioterapia es tan difícil de soportar como el cáncer mismo.

En todos los casos, una persona a la que se le haya diagnosticado cáncer recibirá, además de un calendario de tratamientos de quimioterapia (suponiendo que le hayan recetado quimio), una lista en la que se detallan los fármacos específicos que van a emplearse y sus «posibles» efectos secundarios.

A continuación se enumeran los efectos secundarios más habituales de la quimioterapia, dependiendo del tipo de cáncer, la clase de fármacos de quimio que se administra y sus dosis. No todos los pacientes de cáncer sufrirán todos los efectos secundarios, pero la mayoría experimentará al menos algunos de ellos.

- **La debilitación del sistema inmunológico** es el primero, el más evidente y el que más hay que tener en cuenta. El sistema inmunológico se suprime hasta tal punto que el cuerpo puede convertirse en presa de enfermedades e infecciones que normalmente serían bastante inocuas. Por eso es por lo que los médicos les dicen a los pacientes de quimio que eviten los grupos de gente, donde podrían entrar en contacto con bacterias y virus contagiosos que pueden ser peligrosos. Para una persona sana no es ningún problema estar en una habitación con alguien que tiene un resfriado; para el paciente de quimio, significaría días o quizá semanas padeciendo el resfriado contraído, a veces podría incluso tener que ser ingresado en el hospital.

- **La fatiga** es el resultado de luchar contra el cáncer y contra la quimio. Siempre se menciona en los textos médicos al hablar de lo que se espera en un tratamiento de quimioterapia. En algunos casos se detectará anemia y se prescribirán medicamentos para tratarla. Se puede distinguir a la mayoría de los pacientes de cáncer por el aspecto cansado y demacrado, los movimientos lentos y el pensamiento confuso, todos los cuales son síntomas de fatiga. La mayor parte de la fatiga se debe directamente a la acumulación de toxinas en el hígado.

- **La pérdida del cabello** ocurre casi inmediatamente tras el primer tratamiento de quimioterapia. Se produce porque los fármacos de la quimioterapia atacan a todas las células que se dividen rápidamente, y los folículos pilosos son unas de las células de más rápido crecimiento del cuerpo. Este es un síntoma fisiológico que tiene tremendas contrapartidas emocionales y psicológicas. Casi todos los pacientes de cáncer hablan del shock que sintieron al verse por primera vez sin pelo y de esforzarse por reconocer a la persona del espejo.

- **Las lesiones en otras partes del cuerpo** pueden ser también un efecto secundario de la quimioterapia. El oncólogo estará atento a fallos en áreas del organismo que pueden no estar contaminadas con cáncer, pero son el resultado de la potente acción de la quimio. Entre estas áreas figuran, por citar algunas, el corazón, el hígado, los riñones, el oído interno (manifestado como desequilibrio) y el cerebro.

- **El quimiocerebro**. En el tema del cerebro, la gran mayoría de pacientes de cáncer sometidos a quimio menciona el pensar de una manera confusa, el olvidar cosas o la incapacidad para encontrar la palabra adecuada. Estos lapsus son algo más que las pausas mentales normales que prácticamente todos experimentamos. Para quienes están recibiendo tratamientos de quimio, esto es parte del proceso, y a nivel emocional puede ser doloroso y arriesgado, especialmente cuando se olvidan de algún medicamento recetado importante.

- **Las náuseas y los vómitos** son tan comunes en quienes reciben quimioterapia que normalmente son los primeros efectos que el oncólogo menciona al paciente. Otros problemas gastrointestinales, entre ellos la diarrea y el estreñimiento, son inevitables. Estos efectos pueden causar una rápida disminución o un rápido aumento de peso, indigestión crónica y acidez gástrica, desnutrición, deshidratación y otras complicaciones asociadas con el sistema gastrointestinal.

La otra parte de la curación

Como hemos visto, la quimioterapia sólo es una parte de la curación de un paciente de cáncer. La otra parte de la curación la constituye el reto de permanecer saludable durante el tiempo que duran los tratamientos de quimio y mantener la buena salud una vez que se han completado esos tratamientos. No es un reto pequeño para un paciente de cáncer, especialmente teniendo en cuenta el deterioro físico y emocional en que queda a raíz de los fármacos de la quimio. Lo que hace falta para permanecer sano es, en primer lugar, estar dispuesto a comprometerse con el proceso de sanación. Muchos pacientes de cáncer se limitan a dejar en manos del oncólogo su programa de curación y asumen que el médico se encargará de todo lo necesario para recuperar la salud. Esta es una actitud que considera al médico como una especie de mecánico: llevo mi cuerpo al garaje, el médico lo arregla y me vuelvo a casa.

Hay que comprometerse con el proceso de curación, lo que significa no depender sólo de los médicos para recuperar la salud. Ellos cumplen su parte tratando a conciencia de librar al cuerpo de la enfermedad que se extiende rápidamente. El resto le corresponde al paciente. No es fácil comprometerse con una tarea así, pero es el mejor modo de alcanzar una verdadera recuperación.

¿De qué manera podemos comprometernos con el proceso de curación?

- Lo primero es, como dije antes, implicarse en su propia curación.

- En segundo lugar, intentar conseguir tanta información como sea posible, información fiable y autorizada, para formar una estructura que permita elaborar un programa de curación. He escrito este libro para proporcionar precisamente eso mismo.

- Por último, un paciente de cáncer ha de tener un cuidador entregado. Este punto es tan importante que voy a seguir ahondando en ello en la siguiente sección. Todos los buenos propósitos que se haga una persona con cáncer serán más efectivos con la ayuda de alguien que esté física y mentalmente por encima de las circunstancias.

La labor imprescindible del cuidador

Existe lo que se conoce como «quimiocerebro», o «quimioneblina». Si haces una búsqueda en internet con estos términos, encontrarás miles de entradas. Aunque este asunto ha sido un tema importante para los pacientes de cáncer desde el principio de la quimioterapia sólo recientemente se le ha puesto nombre. Ahora se reconoce como algo que le sucede a la mayoría de los pacientes sometidos a un tratamiento de quimio, y se está estudiando para ver cómo puede tratarse médicamente.

Antes he mencionado esto como uno de los efectos secundarios de la quimioterapia. Pero merece la pena repetirlo al hablar sobre el papel del cuidador. Hay una gran disparidad de cálculos acerca de cuántos pacientes desarrollan el quimiocerebro. Algunos expertos nos dicen que entre el 15 y el 70% de quienes reciben la quimio experimentan síntomas cerebrales. Otros sitúan el límite superior de la escala en 50%. Trabajando con estas cifras, el riesgo de quimiocerebro puede encontrarse por encima de uno de cada dos, o ser tan bajo como uno de cada seis.

Según la Sociedad Norteamericana contra el Cáncer, los pacientes con quimiocerebro experimentan los siguientes síntomas:

- Olvidan cosas que normalmente no tienen problema en recordar (lapsos de memoria).

- Tienen dificultades de concentración (no pueden concentrarse en lo que están haciendo, su periodo de atención es corto, pueden quedarse «ausentes»).

- Les cuesta recordar detalles como nombres, fechas y a veces grandes acontecimientos.

- No pueden hacer varias cosas a la vez, como responder el teléfono mientras cocinan, sin perder el control de una tarea (son menos capaces de hacer más de una cosa a la vez).

- Tardan más en terminar las cosas.

La Sociedad Norteamericana contra el Cáncer continúa diciendo:

> «En la mayoría de las personas, los efectos del quimio cerebro pasan rápidamente y duran poco tiempo. Otros sufren cambios mentales de larga duración. Normalmente, los cambios que los pacientes notan son muy sutiles, y quienes les rodean puede que ni siquiera perciban ningún cambio. Aun así, aquellos que tienen problemas son muy conscientes de las diferencias que se han producido en su raciocinio. Muchos no le cuentan este pro-

blema al equipo de atención del cáncer hasta que afecta a su vida cotidiana».

A muchos pacientes les da reparo su quimiocerebro y tratan de ocultar sus olvidos y su pensamiento impreciso. El núcleo del asunto es cómo esta afección, temporal o no, puede afectar a la atención al paciente. Con demasiada frecuencia, el quimiocerebro interfiere en el tratamiento porque el paciente se olvida de tomar su medicación o su estado de confusión afecta a otros aspectos del tratamiento, como pueden ser el olvidarse de las citas médicas.

Dada la prevalencia del quimiocerebro, la necesidad de un cuidador debería ser evidente. Incluso a un paciente de cáncer que no sufra las consecuencias extremas de este problema le resultará difícil recordar todo lo que tiene que hacer durante el tratamiento, entre otras cosas el número y la frecuencia de medicamentos, las citas con el oncólogo y otros especialistas médicos, las exploraciones y los exámenes sanguíneos, el ayunar antes de determinados exámenes o el solicitar recetas.

Creo que los cuidadores son una clase especial de personas y que su trabajo es una práctica espiritual. La ayuda es necesaria no sólo por las razones estrictamente médicas que he mencionado, sino también para hacer un seguimiento del programa de recuperación de salud que complementa a la quimioterapia. Con el cuidador compartiendo la responsabilidad de la curación, el proceso se convierte en una experiencia compartida en la que se combinan las intenciones de ambos, un consuelo e incluso una alegría para los dos.

Adoptar una manera de vivir saludable

Y, finalmente, antes de exponer los detalles del programa que he confeccionado para ayudar a los pacientes de cáncer y a sus cuidadores, me gustaría explicar lo que entiendo por un estilo de vida saludable.

El cáncer puede ser una llamada de atención para que empecemos a vivir de una forma distinta. Los problemas de salud no surgen de la nada, aun cuando parezca que nos acechan y descienden sobre nosotros cuando menos lo esperamos. La verdad es que, ya sea consciente o inconscientemente, hacemos mucho para enfermarnos. El cáncer tiene infinidad de orígenes, la mayoría de los cuales suele ser un verdadero misterio. Pero seguro que nuestra manera de vivir tiene mucho que ver con nuestra salud y nuestro bienestar.

Cuando llega el diagnóstico, muchos pacientes se ven a sí mismos como víctimas inocentes de la enfermedad que no han hecho absolutamente nada para contraerla.

Más de doscientos científicos, dirigidos por el Fondo de Investigación Mundial del Cáncer (WCRF según sus siglas en inglés) dedicaron cinco años a confeccionar el informe más autorizado del que disponemos sobre el papel de la alimentación, bebida, obesidad y ejercicio en la aparición del cáncer. Su conclusión fue que un tercio de los cánceres de todo el mundo son causados por el estilo de vida, la calidad de lo que comemos y lo mucho o lo poco que hagamos ejercicio.

Un estudio de casi 45.000 parejas de gemelos descubrió que el entorno y el estilo de vida son predictores más fiables que los factores genéticos a la hora de determinar quién puede desarrollar un cáncer de próstata, de colon o de pecho.

Un reciente informe de Cancer Research UK concluyó que el 40% de los cánceres pueden deberse al estilo de vida de la persona. El estudio afirma que cada año en Gran Bretaña más de cien mil cánceres son causados por fumar, una alimentación poco saludable (falta de fruta y verduras, por ejemplo), el abuso del alcohol y el sobrepeso.

Desde luego, en muchos casos el paciente de cáncer no tiene ninguna culpa de haber creado la situación que da lugar a un cuerpo enfermo. Dicho esto, debemos asumir la responsabilidad de nuestra forma de alimentarnos, de lo que bebemos y fumamos, del ejercicio que hacemos y, en general, de cómo vivimos.

Admitir nuestro papel en la enfermedad es el primer paso para adoptar un estilo de vida saludable basado en consumir alimentos integrales y bebidas que favorezcan nuestra vitalidad, hacer ejercicio con regularidad y abstenernos de hábitos perjudiciales como fumar, trabajar en exceso o no dormir lo suficiente.

Para cumplir este programa hace falta comprometerse con un estilo de vida saludable. Esto puede hacerse asumiendo cómo nos hemos cuidado en el pasado y decidiendo cuidarnos mejor de ahora en adelante.

Lo que vamos a ver ahora es una manera práctica de complementar el tratamiento de sanación comenzado por el oncólogo y otros especialistas que tenía como objetivo erradicar las células cancerosas utilizando sustancias químicas altamente tóxicas. El objetivo del paciente y del cuidador es retomar el proceso donde el tratamiento nos deja; para ello recurrimos a dietas alimenticias racionales, suplementos, hierbas naturales en polvo, zumos y tés, combinados con la desintoxicación y el ejercicio. Todo esto diseñado para reforzar el sistema inmune, ayudar a disminuir los efectos debilitantes de la quimioterapia, mantener al paciente de cáncer saludable y más lleno de energía durante el tratamiento, así como acelerar el proceso de curación.

Este programa es para cualquiera a quien le haya sido diagnosticado un cáncer, independientemente del sexo, tipo de cáncer o fase de la enfermedad.

Como dije anteriormente, quien quiera embarcarse en este viaje paralelo de la curación natural tendrá que consultar con el oncólogo que le prescribió la quimioterapia.

Esto es una recomendación al paciente para que tenga presente que ciertos alimentos, vitaminas, minerales y otros suplementos pueden contrarrestar la eficacia del tratamiento médico. Estos casos son muy poco frecuentes, pero pueden darse. Por favor, actúa con la debida diligencia y realiza un esfuerzo adicional para asegurarte de que este programa curativo sea todo un éxito.

SEGUNDA PARTE

La dieta de cinco pasos para la quimioterapia

La dieta de la quimioterapia

Aquí tienes un resumen breve del programa de cinco pasos que he desarrollado para los pacientes de cáncer y sus cuidadores. Examinaré cada paso y explicaré por qué es importante. Luego, el resto de esta sección se dedicará a los aspectos prácticos de la dieta, qué hacer, cómo hacerlo, cuándo y por qué.

- **Primer paso:** cambia tu manera de pensar y concéntrate en sanar.
- **Segundo paso:** desintoxícate para propiciar la curación desde el interior.
- **Tercer paso:** aliméntate lo mejor posible para generar una composición química sanadora en tu organismo.
- **Cuarto paso:** toma los suplementos adecuados para mantener el ritmo de sanación.
- **Quinto paso:** haz ejercicio y descansa para acelerar el proceso curativo.

Déjame explicarte que estoy disponiendo los pasos de esta forma, en la que cada uno se desarrolla sobre el anterior, como una manera de lograr un compromiso pleno con el proceso de permanecer sano durante la quimioterapia. Al leer estos pasos, quizá te sientas tentado a pasar directamente a la lista de alimentos que puedes o no comer y empezar ahí, saltándote el paso de la desintoxicación. O quizá quieras empezar a tomar suplementos, dejando atrás las indispensables directrices dietéticas. Pero si examinas atentamente cada paso, verás que hay una lógica en esa progresión. Si sigues el programa en el orden en que está establecido, deberías alcanzar resultados excelentes, permanecer sano durante el tratamiento y después de él.

Primer paso: cambia tu manera de pensar y concéntrate en sanar

Este es el primer paso porque una actitud que se centra en el bienestar crea la estructura mental y emocional necesaria para todo el proceso de sanación. Esperar un resultado satisfactorio de la quimioterapia, y de lo que le añades con este programa, te ayudará a conseguir ese resultado.

No hace falta decir que lo contrario también es verdad. Los pacientes de cáncer que comienzan la senda de la curación apesadumbrados por el miedo, la ansiedad y la autocompasión, y esperando fracasar se encontrarán con un camino dificultoso y apenas transitable hacia la salud. En otras palabras, si te centras en el fracaso y estás condenado a fracasar; si te centras en el éxito y lo alcanzarás con toda seguridad.

Es necesario dejar de identificarnos con la noción de «víctimas» del cáncer y empezar a hacerlo con la de «vencedores» del cáncer, y ver el cuerpo como una máquina curativa en lugar de como un organismo enfermo.

¡Bienvenido a una nueva manera de plantearte tu relación con el cáncer y la quimioterapia! Probablemente habrás pasado un tiempo en la fase «¿Por qué a mí? ¿Por qué ahora?» de tu experiencia como paciente de cáncer, pero ha llegado el momento de que volverse positivo y desarrollar una actitud centrada en sanar, en tu curación.

En realidad, este es el primer paso en la senda curativa, independientemente de cómo la enfoques. La dieta, los suplementos y el ejercicio (cualquier cosa que hagas por ti mismo para permanecer saludable durante la quimio) serán más difíciles y parecerán más dispersos sin esta visión positiva del proceso de curación.

Te ruego encarecidamente que te comprometas con estas prácticas al principio del programa, y que sigas manteniéndolas durante todo el proceso. Si no te sientes preparado para poner en práctica todas las sugerencias que vienen a continuación, prueba al menos algunas de ellas. «Tener la cabeza bien puesta», es decir saber quién eres y dónde te encuentras dentro del proceso de curarte y permanecer bien puede beneficiarte extraordinariamente.

Usa afirmaciones a diario

Las afirmaciones son medios muy eficaces para darle la vuelta a tu pensamiento, y a partir de ahí darle la vuelta a tu comportamiento. Se han venido usando de una u otra manera durante siglos para apoyar objetivos y aspiraciones.

Las afirmaciones son declaraciones que te haces a ti mismo acerca de ti. Dilas en voz alta, escríbelas, imprímelas y colócalas a tu alrededor (en el monitor de tu ordenador, por ejemplo), en aquellos lugares donde puedas verlas y repetirlas con frecuencia durante el día.

Lo mejor es adoptar una o dos afirmaciones como si fueran tuyas y comenzar por ellas. Evita utilizar palabras negativas.

Aquí tienes algunas sugerencias:

- Cada día que pasa estoy más cerca de la curación.

- Cada día me siento más lleno de energía para vencer la enfermedad.

- Todas las células de mi cuerpo están sanando.

- Mi cuerpo está haciendo su trabajo de curación.

Y antes de echarte una siesta o por la noche, cuando vayas a dormir:

- Mi cuerpo está sanando incluso mientras duermo, porque descansar es parte del tratamiento.

Escribe un diario de tus sentimientos

Durante el tratamiento del cáncer las emociones tienden a correr desbocadas. Quizá descubras que estás feliz en un momento y deprimido al siguiente, es como estar montado en una montaña rusa, subiendo y bajando constantemente.

Para equilibrar un poco tu vida emocional y ayudarte a desprenderte de las emociones negativas que podrían estar desanimándote con su peso, podrías escribir lo que sientes en un diario. Es tan sencillo como conseguir un cuaderno, titularlo «Mi diario de sentimientos» y escribir en él una o varias veces al día, o cada vez que surja algo que quieras expresar.

No hay ninguna manera especial de hacer esto, a excepción de que deberías siempre empezar las entradas con: «Estoy sintiendo…».

En el caso de que quieras hacer público este diario, lo mejor es subirlo a un blog en internet. Empezar y mantener un blog es fácil; para algunos es una buena forma de soltar sus emociones y al mismo tiempo compartir la experiencia del tratamiento.

Estas son algunas de las emociones que puedes experimentar al llevar a cabo esta práctica:

- Ira
- Confusión
- Miedo
- Perdón

- Gratitud
- Alegría
- Resentimiento
- Autocompasión

Cuida tu entorno

El hecho de que estés en tratamiento no significa que necesites vivir en un entorno que proclame a los cuatro vientos: «enfermo profesional». Te animo a que, como parte del proceso de curación, cuides tu entorno, dejándolo brillante, aireado, limpio y despejado.

Tu mundo exterior es un reflejo de tu mundo interior. Si realmente estás en la senda de la curación, tiene sentido que las habitaciones donde pasas la mayor parte del tiempo reflejen la mentalidad positiva que has adoptado.

Aquí tienes unas cuantas ideas para llevar esto a la práctica:

- Asegúrate de que tu dormitorio está impecablemente limpio y organizado.

- Despeja el espacio; esto tal vez signifique desprenderte de algunas cosas que quizá hayan perdido su significado para ti.

- Lleva la naturaleza a tu alrededor, ya sea por medio de una pequeña planta, fotos de un hermoso paisaje natural, o flores frescas.

Arréglate

Esto va mano a mano con el consejo anterior, pero es más personal. Si pasas mucho tiempo en casa (y probablemente cerca de la cama o del sofá), refrescarte y arreglarte te aportará una sensación reconfortante y positiva.

Trata de reservar un tiempo al menos dos veces a la semana para arreglarte y salir, ya sea a una galería de arte, un centro comercial, un café, un parque o al cine, cualquier lugar frecuentado por gente. De alguna manera esto nos hace sentir más integrados que si nos limitamos a quedarnos sentados en casa leyendo un libro o viendo la televisión.

Arreglarnos y ver gente es bueno para el espíritu y para el cuerpo. Cuando regreses a casa, quizá te sientas cansado, pero también satisfecho.

Mantén una actitud positiva

Por último, infunde una actitud positiva a todas tus palabras y tus acciones. En lugar de quejarte, decide estar agradecido por todo lo bueno que está surgiendo de tu proceso de curación. Cuanto más te concentras en los aspectos positivos de tu senda a través de la quimio, mayores posibilidades tendrás de sanar más rápido y mejor.

Deja que tu mantra sea «El vaso está medio lleno» (no medio vacío).

Segundo paso: desintoxícate para propiciar la curación desde el interior

Una vez que se ha establecido la nueva actitud mental y emocional, comienza el trabajo práctico de la curación. Y todo empieza por limpiar el cuerpo de fármacos de quimio y de las células cancerosas muertas que estos han destruido.

La desintoxicación es una especie de rito de purificación que actúa como puerta de entrada a los maravillosos cambios que tendrán lugar durante el proceso curativo y mejorarán tu calidad de vida. Es de vital importancia que los residuos tóxicos de las células de cáncer dejados por la quimioterapia salgan lo antes posible del cuerpo. Este paso consiste en expulsar los desechos de la quimio para que no sigan circulando por el cuerpo poniendo en peligro el valioso entorno del sistema inmunológico.

Las toxinas salen del cuerpo de diversas formas. Aquí nos concentraremos en la desintoxicación a través del sistema digestivo, la piel (el mayor órgano del cuerpo), el hígado y la vejiga.

Las células cancerosas destruidas por la quimioterapia, los mismos productos químicos de la quimio y otras toxinas abandonadas en el campo de batalla de la quimio circulan por el cuerpo hasta que son procesados y expulsados por los órganos excretores: el hígado, los riñones, la vejiga, los pulmones, el sistema linfático, el colon, la sangre y el mayor de nuestros órganos: la piel.

¡Cuanto antes salgan del cuerpo las toxinas acumuladas, mejor! En este paso voy a describir dos regímenes de desintoxicación científicamente probados que son fáciles de llevar a cabo y requieren poca preparación o materiales especiales. Te ayudarán a sentirte mejor en menos tiempo.

Desintoxicación externa: el baño terapéutico

Los siguientes cuatro baños terapéuticos proceden del trabajo de la doctora Hazel Parcells (1889-1996), pionera en el campo de la nutrición y la curación holística; si haces las cuentas, verás que vivió ciento siete años. También puedes encontrarlos en *Live Better Longer*, el libro sobre la doctora Parcells y sus métodos de curación natural. Te recomiendo que tomes los cuatro baños (de uno en uno, por supuesto) durante un periodo de dos semanas. Luego empieza otra vez la ronda, dejando unos pocos días entre los baños.

El baño terapéutico es otra manera muy efectiva de limpiar y, por tanto, de sanar. La piel es un órgano del cuerpo, el mayor de todos. El 75% de la limpieza del cuerpo se realiza a través de la piel.

El principio científico subyacente

Los baños terapéuticos de Parcells están basados en el principio químico «lo débil arrastra lo fuerte». El baño de agua caliente saca las toxinas del cuerpo hasta la superficie de la piel. Luego, cuando el agua se enfría, las toxinas son retiradas de la superficie de la piel por el cambio de temperatura y se quedan en el agua. La purificación se lleva a cabo por el sencillo principio de la naturaleza de que la energía débil (el agua fría) tira de la fuerte (el cuerpo calentado por el agua caliente).

Para recibir todos los beneficios de estos baños terapéuticos desintoxicantes, es importante permanecer en el baño hasta que se enfríe el agua. Añadir agua fría para acelerar el enfriamiento altera la composición química del agua, por tanto, no es aconsejable.

Tras salir del baño, es mejor permanecer acostado cubierto con una manta y permitir que el cuerpo transpire libremente, desprendiéndose así de una mayor cantidad de los tóxicos acumulados por el proceso de tratamiento.

Una advertencia general: dependiendo de en qué momento del tratamiento de quimio estés, puede que tengas que ajustar la duración de estos baños para hacerlos más tolerables. Quizá te resulte incómodo y desagradable bañarte durante más de diez o quince minutos. En ese caso lo mejor es tomar varias sesiones de baños hasta completar un baño terapéutico completo.

NOTA: no es aconsejable tomar un baño terapéutico el día del tratamiento de quimio o los días antes y después de la quimio.

Las cuatro fórmulas de baños terapéuticos de Parcells

Primera fórmula

Cuándo hacerlo: esta fórmula es especialmente buena tras someterte a cualquier clase de exploración. Por ejemplo, las exploraciones por TEP-TC aumentan enormemente los niveles de radiación de nuestros cuerpos. Incluso una exposición a unos sencillos rayos X en la consulta del dentista deja restos en el cuerpo que interfieren en el funcionamiento saludable.

Cómo hacerlo: disuelve apoximadamente medio kilo de sal marina o sal de roca y apoximadamente medio kilo de bicarbonato sódico en una bañera de agua tan caliente como puedas soportar. Permanece en el baño hasta que el agua se haya enfriado, al menos cuarenta y cinco minutos. Después del baño deja pasar al menos ocho horas antes de ducharte.

Segunda fórmula

Cuándo hacerlo: si has estado expuesto a metales pesados, como el aluminio, o a monóxido de carbón, carbones no quemados, pulverización de plaguicidas o de repelentes. Cocinar con utensilios de aluminio causará la aparición de síntomas. Comer alimentos que no han sido limpiados de pesticidas puede llevar a acumulaciones de pesticidas en las células.

Esta fórmula es excelente para lograr una desintoxicación general, especialmente si experimentas una sensación de malestar general, falta de energía, molestias en el tracto respiratorio superior, dificultades para respirar, mareos o pérdida de equilibrio.

Cómo hacerlo: añade una taza de lejía Clorox (sin perfume) a una bañera de agua tan caliente como puedas soportar. Permanece en el baño hasta que el agua se haya enfriado, al menos cuarenta y cinco minutos. Después del baño deja pasar al menos ocho horas antes de ducharte.

Nota: la gente se queda asombrada cuando lee una recomendación como esta (¿de verdad deben dejar que la lejía entre en contacto con su piel?). Puedes estar tranquilo, la cantidad de lejía que recomendamos aquí, disuelta en una cantidad tan grande de agua, no puede hacerte daño.

De hecho, lo que hace es eliminar toxinas con una gran eficacia ya que es un potente agente oxigenante. Los hospitales usan lejía para desinfectar porque elimina virus, gérmenes y bacterias. En un baño, su propósito es desinfectar el cuerpo, eliminar los pesticidas, los metales y el monóxido de carbono, entre otras toxinas.

Por supuesto, tienes que ser sensato y no utilizar más lejía de la recomendada. ¡Pero atrévete a probarlo!

Tercera formula

Cuándo hacerlo: esta fórmula es excelente para tratar algunos de los efectos secundarios habituales de la quimio relacionados con la digestión (las náuseas, el estreñimiento, la diarrea y esa sensación en el estómago como de estar en una montaña rusa).

Cómo hacerlo: disuelve apoximadamente un kilo de bicarbonato en una bañera de agua tan caliente como puedas soportar. Permanece en el baño hasta que el agua se haya enfriado, al menos cuarenta y cinco minutos. Después del baño deja pasar al menos ocho horas antes de ducharte.

Opcional: mezcla media cucharadita de bicarbonato en un vaso de agua caliente y bébela durante el baño.

Cuarta fórmula

Cuándo hacerlo: esta fórmula es un desintoxicante general, especialmente útil para ayudar a desarrollar la inmunidad. Es un baño perfecto si estás sintiendo estrés mental o emocional, fatiga o síntomas asociados con el inicio de un resfriado o de la gripe.

Cómo hacerlo: añade dos tazas de vinagre de sidra de manzana (puro, no la variedad «saborizada») a una bañera de agua tan caliente como puedas soportar. Permanece en el baño hasta que el agua se haya enfriado, al menos cuarenta y cinco minutos. Después del baño deja pasar al menos ocho horas antes de ducharte.

Opcional: mezcla una cucharada de vinagre de sidra de manzana en un vaso de agua caliente y bébetela durante el baño.

ALGUNOS PUNTOS A TENER EN CUENTA

- El baño terapéutico es más eficaz por la noche una hora o dos antes de ir a la cama, porque el cuerpo seguirá desintoxicándose naturalmente durante el sueño.

- Usa una sola fórmula de baño por noche.

- No mezcles ingredientes de distintas fórmulas; cada baño está recomendado sólo para las indicaciones específicas que se han descrito.

- El enrojecimiento, sequedad o aspereza de la piel indican que el cuerpo está eliminando toxinas. Estos síntomas no son infrecuentes durante el proceso de desintoxicación. Para minimizar las molestias, tras el baño aplícate sobre la piel un poco de aceite de oliva o de almendra o una loción para bebés que no tenga una base de petróleo.

Advertencia: si estos baños te resultan excesivamente rigurosos o incómodos en algún sentido, déjate guiar por el sentido común y redúcelos o interrúmpelos.

La mejor actitud que se puede adoptar con respecto al baño terapéutico es que se trata de algo muy especial que la naturaleza nos proporciona para ayudarnos a recuperar o mantener la salud. Los balnearios han sido fuentes de renovación física y espiritual para diferentes culturas y civilizaciones y aún lo siguen siendo hoy en día.

Puedes transformar tu baño terapéutico en tu propio ritual personal. Oscurece la habitación. Enciende unas velas. Emplea el tiempo que pasas en la bañera para meditar, escuchar una grabación motivadora, pensar o permitir que tu mente esté dichosamente en blanco. Tus rituales crearán un receptáculo de sanación para ti.

Desintoxicación interna: el enema de café

Esta extraordinaria desintoxicación interna se conoce desde la Primera Guerra Mundial, cuando, según la tradición médica, las enfermeras usaban los restos de café en lugar de la valiosa agua purificada para administrar enemas a los soldados heridos.

El enema de café no es una limpieza colónica (limpieza del colon) ni una limpieza de intestinos (para aliviar el estreñimiento), es más bien una manera altamente eficaz de estimular y desintoxicar el hígado y la vesícula, los principales órganos de desintoxicación del cuerpo.

Cuando haces el enema, el café llega directamente al hígado por la vena portal. Es verdaderamente un proceso extraordinario. Localizado justo encima del recto está el colon sigmoideo con su forma de «S». Para cuando las heces llegan a esta parte del colon, la mayoría de los nutrientes han sido absorbidos de nuevo en la corriente sanguínea. En este momento sólo quedan los productos de la putrefacción. Ahora el hígado y el colon sigmoideo funcionan juntos, comunicándose en su propio sistema circulatorio de eliminación.

En un enema de café, la cafeína se envía desde el final del colon directamente al hígado, donde se convierte en un potente desintoxicante. Se fuerza a la bilis, la sustancia que contiene gran parte de las toxinas del cuerpo, a salir del intestino delgado. Esto ayuda al hígado a tratar con más toxinas procedentes de la corriente sanguínea, los órganos y los tejidos.

También se estimula la producción de una importante enzima de desintoxicación, glutatión S-tranferasa, porque el café tiene importantes alcaloides que son esenciales para esta producción. El glutatión permite que las toxinas sean eliminadas a través de la bilis en el intestino pequeño. El resultado es que el proceso de desintoxicación es bastante rápido y eficaz.

El enema de café es el rey de las limpiezas cuando se trata de eliminar los desechos acumulados en el cuerpo a raíz de un tratamiento de quimio.

Lo que necesitas

- El irrigador del enema con un tubo flexible y una sonda rectal (al final del tubo que se introduce en el cuerpo).

- Café orgánico molido gruesamente.

¿Cómo lo haces?

- Hierve aproximadamente un litro de agua.

- Añade 2 cucharaditas de café orgánico.

- Hierve el café durante 5 minutos, deja reposar hasta que quede casi frío.

- Llena la lavativa con el café.

- Tiéndete, inserta la sonda en el recto (usa aceite de oliva para lubricar si es necesario), deja que entre la mitad del café, ajusta el flujo del enema con la llave de paso.

- Retén el café todo lo que puedas, hasta 12-15 minutos.

- Déjalo salir y a continuación deja que entre el resto del café, retenlo durante otros 12-15 minutos.

- Recuerda que esto no es una limpieza de intestino, de manera que no hace falta que el café llegue más lejos del final del colon.

- El objetivo del enema de café es mantener el café dentro todo el tiempo que puedas, hasta un máximo de 12-15 minutos.

Más prácticas de desintoxicación

La desintoxicación es uno de los pilares de la buena salud durante el tratamiento de quimioterapia. Una vez más, me gustaría resaltar la importancia vital de eliminar del cuerpo la mezcla formada por el cóctel de quimio y los residuos dejados una vez que este ha hecho su trabajo. Aquí tienes dos procedimientos más de desintoxicación que pueden hacerse diariamente.

PARA ALIVIAR EL ESTREÑIMIENTO O PARA HACER QUE LAS TOXINAS SIGAN SALIENDO

- Cáscara de semillas de *psyllium* en polvo o en láminas: usadas especialmente en los enfoques ayurvédicos para la sanación, esta es una limpieza de colon y un regulador del intestino. El *psyllium,* una fibra prácticamente indigerible, limpia las paredes del colon, acumula toxinas por absorción y las expulsa del cuerpo como un laxante suave. Puedes conseguirlo en cualquier supermercado o almacén de productos naturales. Sigue las instrucciones del paquete.

- Citrato de magnesio en polvo: usado como suplemento de magnesio y también como laxante salino para vaciar los intestinos. En el cuerpo, atrae el agua por osmosis y enjuaga los intestinos. Empieza tomando una cucharadita rasa disuelta en 237 ml de agua antes de acostarte y ve incrementando la cantidad hasta llegar a una cucharadita colmada, o un poco más. La acción de limpieza tiene lugar durante la noche y produce un suave movimiento del intestino por la mañana. El magnesio también es responsable de más de trescientas respuestas bioquímicas en el cuerpo. Hace que todo el organismo funcione mejor.

• Hidratación desintoxicante: durante la quimio, aconsejo beber grandes cantidades de agua purificada, té verde y hierba mate para estimular el sistema linfático, los riñones, la vejiga y el tracto urinario. Recuerda que aquí todo el propósito es eliminar rápidamente del cuerpo los químicos que destruyen las células, así como las células destruidas.

Tercer paso: aliméntate lo mejor posible para generar una composición química curativa en tu organismo

Lo más importante del programa es seleccionar los alimentos apropiados para comer durante la quimioterapia. Hay mucha información engañosa sobre qué alimentos favorecen la curación y cuáles no. Incluso clínicas prestigiosas y famosos institutos de investigación sobre el cáncer suelen aconsejar a los pacientes de cáncer que sigan el tipo de «dieta sin restricciones» que describí anteriormente.

Para esta sección he investigado exhaustivamente la composición química de los alimentos y me he encontrado con «los sospechosos habituales» que interfieren en la curación (principalmente el azúcar y alimentos que se transforman en azúcar o actúan como él al ser ingeridos) y con unas cuantas sorpresas, como las impresionantes cualidades curativas del té verde, el jengibre, la pimienta de cayena y otras hierbas y especias naturales.

Estas recomendaciones dietéticas se basan en los últimos estudios nutricionales y en la investigación vanguardista de científicos médicos que trabajan para curar tanto el cáncer como los efectos de la quimio utilizando alimentos.

Probablemente, de todas las directrices que se presentan para ayudar a los pacientes de cáncer sometidos a quimioterapia, ninguna sea tan confusa, contradictoria, engañosa y polémica como la de qué comer (alimentos) y qué tomar (suplementos).

En este paso voy a describir lo que a mi entender es el plan más práctico, razonable y fiable a nivel nutricional y médico para la dieta de la quimio. Prácticamente, todos los expertos en composición química de los alimentos, excluyendo los elementos marginales de ambos extremos, están de acuerdo en lo que expongo aquí. La característica principal de estas recomendaciones es que persiguen transformar la composición química interna del organismo para pasar de un entorno que favorece la aparición del cáncer a otro que no lo hace.

En primer lugar, veremos los alimentos que no debes tomar. Para permanecer sano y disminuir los efectos secundarios de la quimioterapia, evita los alimentos que aparecen en la lista de las siguientes páginas.

Alimentos a evitar 👎

- 👎 Alcohol
- 👎 Todos los alimentos procesados
- 👎 Cualquiera que contenga color artificial o sabor añadido
- 👎 Fiambres y quesos
- 👎 Cafeína
- 👎 Productos lácteos
- 👎 Alimentos y bebidas calentados en el microondas
- 👎 La mayor parte de las proteínas animales
- 👎 Bollería, galletas, pasta, trigo
- 👎 Algunos aceites: canola, maíz, soja, palma, cacahuetes, vegetal
- 👎 Semillas y otros productos de soja
- 👎 Frutas dulces
- 👎 Azúcar, edulcorantes artificiales

Alcohol

El hígado procesa todas las toxinas de nuestro cuerpo, entre ellas las sustancias químicas de la quimioterapia. Al sobrecargar la función del hígado, el alcohol puede interferir en su capacidad para metabolizar eficazmente esas toxinas.

Cara Anselmo, dietista clínica del Memorial Sloan-Kettering Cancer Center, dice que es importante evitar el alcohol durante la quimioterapia porque esta sustancia puede ocasionar una tensión innecesaria en el hígado provocando que a este órgano le resulte más difícil procesar los fármacos de la quimio. Además, el alcohol puede empeorar las náuseas u otros efectos secundarios gastrointestinales.

Todos los alimentos procesados / cualquiera que contenga color artificial o sabor añadido / fiambres y quesos

El estado natural de los alimentos procesados ha sido alterado, normalmente por comodidad. Se utilizan métodos como el enlatado, la congelación, la refrigeración, la deshidratación y el procesamiento aséptico (esterilización).

Los ingredientes que aparecen en los alimentos procesados contienen colorantes, emulsionantes, conservantes, edulcorantes artificiales, estabilizadores, texturizadores e incluso productos blanqueantes, sin mencionar un elevado contenido de sal, azúcar y grasa, todos ellos contraindicados para el mantenimiento de la salud durante el tratamiento de quimio.

Según la Organización Mundial de la Salud, las elevadas cantidades de alimentos procesados que consumimos son responsables de los niveles en continuo aumento de obesidad, enfermedades cardiacas y cáncer. Durante el tratamiento de quimio es vital mantenerse alejado de la sección de charcutería de los supermercados, evitar el beicon, las salchichas, el jamón y los fiambres, incluso los que se anuncian como «saludables».

Cafeína

La cafeína deshidrata, que es justo lo que no debería suceder durante el tratamiento de quimioterapia. La deshidratación contribuye a la irritación del sistema digestivo y empeora los efectos secundarios de la quimio, como diarrea y fatiga. Restringe el número de glóbulos rojos y agota el oxígeno, ya que es altamente ácida.

Me estoy refiriendo aquí principalmente a la cafeína del café y de algunos refrescos, que crea un entorno fértil para que se desarrolle el cáncer. El té verde y otros tés contienen algo de cafeína, pero sus propiedades para la salud, en especial las del té verde, superan con creces sus inconvenientes (una taza de té verde contiene aproximadamente de 35 a 45 mg de cafeína, mientras que la misma cantidad de café contiene más de 100 m). Asimismo el té verde tiene un elevado contenido de ácido L- teanina, que produce un efecto calmante a la vez que ayuda a la concentración. Los estudios han descubierto una asociación entre el consumo de té verde y una reducción en el riesgo de contraer diversos tipos de cáncer, entre ellos, el de piel, pecho, pulmones, colon y vejiga.

Productos lácteos

«El aumento de cáncer, las enfermedades cardiovasculares, la diabetes, la obesidad y el asma que tuvo lugar en el mundo occidental durante el pasado siglo se corresponde directamente con el aumento del consumo de lácteos», escribe el doctor Adam Meade.

El doctor T. Colin Campbell, autor de *The China Study*, el estudio más completo sobre la nutrición humana que se ha llevado a cabo hasta ahora, dice: «¿Qué proteína fomentaba el cáncer de manera sistemática y contundente? La caseína, que constituye hasta el 87% de las proteínas de la leche de vaca, lo fomentaba en todas las fases del proceso del cáncer. ¿Qué tipo de proteína no fomentaba el cáncer, incluso al consumirla en grandes cantidades? Las proteínas inocuas eran de origen vegetal…»

Los productos lácteos son la leche (incluida la desnatada, la semidesnatada y la leche en polvo), el queso, el requesón, el queso para untar, la mantequilla, el ghee, el ricota, el yogur, el helado, el sorbete y la leche condensada o evaporada. Puedes investigar en internet si tienes alguna pregunta sobre qué productos comprende la categoría «lácteos», y encontrarás listas más detalladas.

En lo referente a la mantequilla, que yo considero «láctea», aunque técnicamente debería ser clasificada como una grasa: mejor evitarla en la dieta de la quimioterapia. Los sustitutos de la mantequilla suelen estar hechos a base de aceite vegetal procesado, por tanto, no tienen valor nutricional y hay que evitarlos.

Alimentos y bebidas calentados en microondas

Las últimas investigaciones se inclinan por advertir contra el uso del microondas para cocinar o calentar alimentos y bebidas. Un estudio español publicado en el *Journal of the Science of Food and Agriculture* (Diario de la Ciencia de la Alimentación y la Agricultura) advirtió que el 87% del valor nutritivo de tres agentes antioxidantes protectores contra el cáncer (flavonoides, sinápicos y derivados cafeoil-quínicos) desaparecían bajo la acción del microondas.

Otros estudios muestran que calentar la leche materna en el microondas destruye la lisozima, que combate las infecciones bacterianas, que el microondas destruye la vitamina B12 y convierte algunos de los aminoácidos trans en sustancias sintéticas similares a los ácidos grasos trans nocivos para la salud. Un equipo de investigación ruso informó de que quienes comen comida calentada en el microondas tienen estadísticamente una mayor incidencia de cánceres de estómago e intestino, trastornos digestivos y un funcionamiento linfático defectuoso, que causa degeneración del sistema inmunológico.

Ciertamente, es necesario llevar a cabo más investigaciones científicas sobre cómo afecta la acción del microondas a la estructura molecular de los alimentos y qué implicaciones tendría esto para la salud humana. Mientras tanto, aconsejo a los pacientes sometidos a quimio que eviten el uso del microondas.

La mayor parte de las proteínas animales

Un informe muy reciente de *The New York Times* cita una nueva investigación de la publicación *Archives of Internal Medicine* que vincula la carne roja con los casos de cáncer: «Consumir carne roja está relacionado con un incremento claro del riesgo de muerte por cáncer y enfermedad cardiovascular [...]; a mayor consumo, mayor es el riesgo».

Lo llamativo de estos resultados es que incluyen la extraordinaria conclusión de que «cada aumento de 85 gramos aproximadamente de carne roja al día estaba asociado con un riesgo un 16% mayor de morir de enfermedades cardiovasculares y un 10% mayor de morir de cáncer, lo que supone en total un riesgo un 12% mayor de morir».

Si la carne es procesada (como sucede con el beicon, las salchichas y los fiambres), los riesgos son incluso mayores: «un 20% en total, un 21% de morir de enfermedad cardiovascular y un 16% de morir de cáncer».

Para refutar ese informe, el doctor Joseph Mercola argumentó que había fallos en el estudio y que estaba distorsionado. En su página web, comenta: «Los experimentos en los que se comparan dietas ricas en carne con otras en las que se limita el consumo de carne niegan sistemáticamente la hipótesis de que la carne causa enfermedad y muerte prematura. Al contrario, esos experimentos han demostrado, en la mayoría de los casos, que las dietas ricas en carne producen mejores resultados para la salud, entre ellos una mayor pérdida de peso, una menor incidencia de la enfermedad cardiovascular y una reducción del riesgo de diabetes».

Sin embargo, ten presente que Mercola se está refiriendo a cómo afecta el consumo de carne roja a los cuerpos saludables. La mayor parte de las nuevas investigaciones realizadas sobre la carne con relación a los pacientes de cáncer confirma lo que los científicos que estudian la nutrición llevan años diciendo. Para un paciente sometido a quimio, comer carne roja podría suponer un riesgo que sencillamente no merece la pena tomar.

Bollería, galletas, pasta y trigo

Estoy agrupando los productos de bollería con el trigo porque prácticamente toda la bollería y las galletas tienen como principal ingrediente el trigo. El segundo ingrediente es, por supuesto, el azúcar, otro peligro para la salud, sobre el que hablaré más adelante.

El trigo contiene el hidrato de carbono complejo amilopectina A, un almidón que el cuerpo digiere muy fácilmente. Cuando entra en la corriente sanguínea, inmediatamente se transforma en azúcar; a una velocidad más rápida que el mismo azúcar.

De manera que cuando comemos trigo, nuestros cuerpos reaccionan como si estuviéramos comiendo azúcar. Como consecuencia de esto, la repercusión del trigo en el azúcar de la sangre contribuye enormemente a muchos problemas de salud habituales: obesidad, diabetes, enfermedad cardiovascular, hipoglucemia e hiperglucemia y muchas otras afecciones.

Además, el trigo contiene la proteína gluten, que puede dañar el revestimiento del intestino delgado. Cuando eso sucede, se ocasiona una absorción deficiente de nutrientes y pueden entrar en el cuerpo proteínas no deseadas, produciendo una sobrecarga del sistema inmunológico.

New England Journal of Medicina publica una lista de cincuenta y cinco enfermedades que podrían estar causadas por el consumo de gluten, entre ellas, osteoporosis, colon irritable, enfermedad intestinal inflamatoria, anemia, cáncer, fatiga, úlceras de la boca, artritis reumatoide, lupus, esclerosis múltiple y prácticamente todas las demás enfermedades autoinmunes. Asimismo, el gluten está relacionado con muchas enfermedades psiquiátricas y neurológicas, como ansiedad, depresión y esquizofrenia.

Ten en cuenta que habitualmente la pasta está hecha de trigo, por eso hay que evitarla. Por supuesto no hay ningún problema cuando la pasta es de arroz (fideos).

Algunos aceites

Los únicos aceites aceptables en la dieta de la quimioterapia son el de oliva virgen extra, el de coco, el de aguacate y el de nuez. De estos, sólo el aceite de oliva y el de coco pueden calentarse para cocinar y para el proceso de preparación de los alimentos; los aceites de aguacate y nuez deben usarse en su estado natural, sin calentar.

Evita el aceite de canola, palma, vegetal, maíz, cacahuetes y soja. El aceite de canola (aceite de colza) se producía en el siglo XIX como lubricante para máquinas de vapor; es uno de los ingredientes principales de los insecticidas comerciales. Se ha demostrado que el aceite de palma obstruye las arterias. El aceite de cacahuete, así como los mismos cacahuetes deben evitarse porque estos frutos contienen muchos hongos que podrían interferir en la función del sistema inmunológico.

Los aceites de maíz y soja, y el aceite vegetal son los que tienen menos grados; no contienen ningún beneficio nutricional. El aceite vegetal normal es parecido a la comida basura porque está procesado, y, de hecho, se usa generalmente para preparar comida basura. Durante la fase de producción, se le extraen la mayoría de los escasos nutrientes que contiene, dejando sólo el aceite. Esto significa que cuando consumimos aceite vegetal estamos consumiendo únicamente una grasa que carece de utilidad.

Uno de los peligros adicionales ocultos de los aceites vegetales es que muchos de ellos han sido modificados genéticamente. Los aceites de maíz, soja, canola y algodón se encuentran a la cabeza de los más modificados genéticamente. Como es obvio, no hay espacio para ellos en una dieta saludable para un paciente de cáncer.

Semillas y otros productos de soja

La doctora Kaayla Daniel, autora del revolucionario libro *The Whole Soy Story: The Dark Side of America's Favorite Health Food* (La historia completa de la soja: el lado oscuro del alimento sano favorito de Norteamérica), presenta miles de estudios que implican a la soja en problemas digestivos, colapso del sistema inmunológico, disfunción tiroidea, deterioro cognitivo, trastornos reproductivos, incluso enfermedad cardiovascular y cáncer, especialmente cáncer de pecho.

El doctor Joseph Mercola, citando a la doctora Daniel, dice que «el 91% de la soja que se cultiva en EE.UU. ha sido modificada genéticamente (OMG). La modificación genética se hace para impartir resistencia al herbicida tóxico Roundup. Aunque esto significa aumentar la eficiencia del cultivo y proporcionar una soja menos cara, el inconveniente es que esa soja está cargada de este pesticida tóxico». Y la doctora Daniel añade que el hecho de que la soja sea «orgánica» no la hace más sana; sólo significa que es un OMG peor».

Las semillas y los productos de soja (tofu, soja en polvo en las «bebidas saludables», leche de soja, aceite de soja) son difíciles de evitar, por cierto, ya que ahora la soja es un ingrediente de muchos alimentos procesados, como chocolate, galletas, aderezos de ensaladas, sopas, salsas, margarina y sustitutos vegetarianos de la carne. Pero es fundamental que un paciente de cáncer en tratamiento de quimioterapia no tome soja, principalmente porque perjudica al sistema inmunológico, que es justo lo que no debe pasar durante el tratamiento de cáncer. Te aconsejo que te acostumbres a leer la lista de ingredientes y a que en particular te concentres en buscar la soja oculta en los alimentos.

Los productos de soja fermentada como natto, tempeh y salsa de soja son opciones aceptables de soja, pero deberían consumirse con moderación debido a su elevado contenido de ácidos.

Frutas dulces

Evita todas las frutas dulces como mangos, nectarinas, naranjas, peras, manzanas amarillas, mandarinas, uvas, higos, melón dulce, ciruelas y dátiles. Su alto contenido glucémico hace que no sean una opción recomendable para cualquiera que esté en quimioterapia. La fruta dulce (fresca o seca) se convierte en energía instantánea para todas las células, entre ellas las cancerosas. Es mejor mantener fuera de la dieta todos los alimentos que tengan relación con el azúcar. Una nota breve: las pasas, aunque son una fruta seca, se consideran un «mal menor» y pueden usarse moderadamente.

Sólo una nota para añadir que los científicos nutricionales están investigando la enzima bromelina, que se extrae de los tallos de la piña. La bromelina es selectivamente citotóxica (es decir, destruye células cancerosas, pero no células sanas) y se ha demostrado que es superior al fármaco de quimioterapia 5-flourauracil para tratar el cáncer en pruebas con animales.

Azúcar y edulcorantes artificiales

Mucho se ha escrito sobre los peligros que supone para la salud consumir azúcar. Aquí sólo voy a exponer un par de ideas que se relacionan de manera específica con el tratamiento de cáncer. Por cierto, incluyo aquí todos los edulcorantes artificiales porque actúan en el cuerpo exactamente igual que el azúcar.

Al tomar azúcar se estimula el páncreas para que segregue insulina con objeto de bajar los niveles de azúcar en la sangre. El resultado es una fluctuación rápida de los niveles de azúcar que provoca una gran cantidad de estrés en el cuerpo. El azúcar eleva los niveles de insulina del cuerpo, que inhiben la secreción de hormonas del crecimiento, lo que a su vez deprime el sistema inmunológico. Quien esté enfrentándose al cáncer y a la quimioterapia debe evitar a toda costa deprimir el sistema inmunológico.

La conexión entre el azúcar, la insulina y el sistema inmunológico es la razón principal para eliminar por completo el azúcar (incluidos los azúcares ocultos en los alimentos procesados) de la dieta. Pero hay más; el azúcar puede:

- Contribuir a la ansiedad, a la depresión y a las dificultades de concentración.

- Trastornar el equilibrio mineral del cuerpo.

- Causar daños renales.

- Contribuir a debilitar las defensas contra una infección bacteriana.

- Incrementar la cantidad de grasa del hígado, el órgano principal del cuerpo para desintoxicar de células cancerosas muertas y sustancias químicas de la quimio.

- Provocar la división de las células del hígado, aumentando el tamaño del hígado.

Las células cancerosas se alimentan principalmente de azúcar. Para detectar dónde puede localizarse un tumor en el cuerpo usamos exploraciones TEP que sencillamente miden dónde se acumula el azúcar radiactivo.

Podría continuar con la lista. La idea principal que quiero transmitir con mi orientación se remonta a la sabiduría nutricional con la que hemos estado viviendo durante cien años, a veces olvidada en la época moderna: el azúcar alimenta al cáncer.

Una dieta para alguien que esté en quimioterapia debería incluir los tipos de alimentos en la proporción mostrada en el gráfico.

Planificador diario de menús

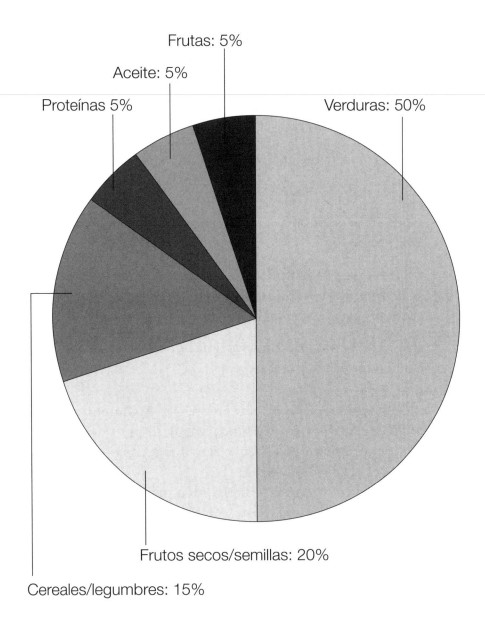

Frutas: 5%

Aceite: 5%

Proteínas 5%

Verduras: 50%

Frutos secos/semillas: 20%

Cereales/legumbres: 15%

Alimentos que puedes tomar

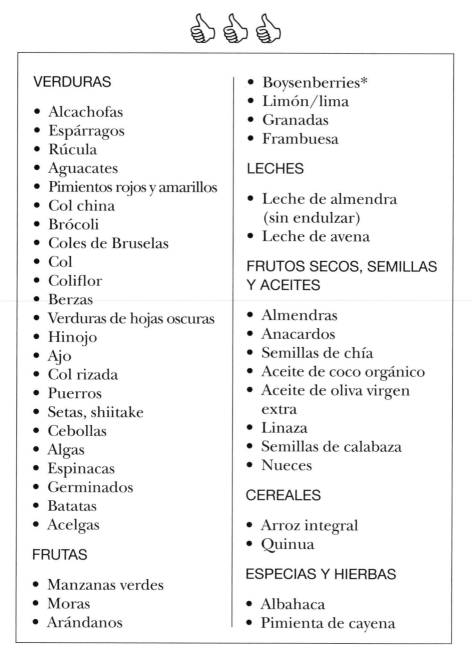

VERDURAS

- Alcachofas
- Espárragos
- Rúcula
- Aguacates
- Pimientos rojos y amarillos
- Col china
- Brócoli
- Coles de Bruselas
- Col
- Coliflor
- Berzas
- Verduras de hojas oscuras
- Hinojo
- Ajo
- Col rizada
- Puerros
- Setas, shiitake
- Cebollas
- Algas
- Espinacas
- Germinados
- Batatas
- Acelgas

FRUTAS

- Manzanas verdes
- Moras
- Arándanos
- Boysenberries*
- Limón/lima
- Granadas
- Frambuesa

LECHES

- Leche de almendra (sin endulzar)
- Leche de avena

FRUTOS SECOS, SEMILLAS Y ACEITES

- Almendras
- Anacardos
- Semillas de chía
- Aceite de coco orgánico
- Aceite de oliva virgen extra
- Linaza
- Semillas de calabaza
- Nueces

CEREALES

- Arroz integral
- Quinua

ESPECIAS Y HIERBAS

- Albahaca
- Pimienta de cayena

*Tipo de baya negra que es una mezcla entre la zarzamora común y la zarza logana. *(N. del T.)*

- Guindillas
- Cilantro/semillas de coriandro
- Canela, molida
- Semillas de comino
- Semillas de hinojo
- Jengibre
- Orégano
- Perejil
- Menta
- Romero
- Espirulina

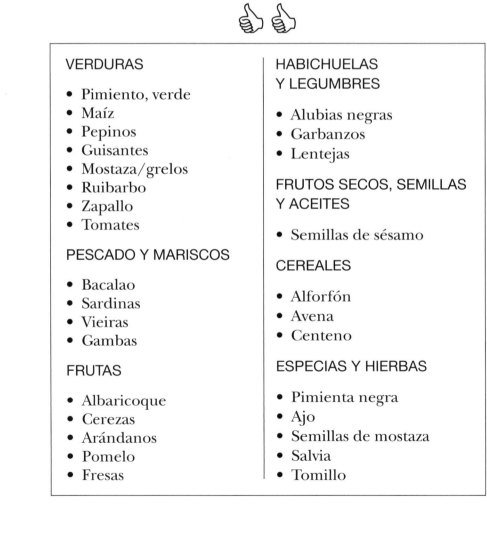

VERDURAS

- Pimiento, verde
- Maíz
- Pepinos
- Guisantes
- Mostaza/grelos
- Ruibarbo
- Zapallo
- Tomates

PESCADO Y MARISCOS

- Bacalao
- Sardinas
- Vieiras
- Gambas

FRUTAS

- Albaricoque
- Cerezas
- Arándanos
- Pomelo
- Fresas

HABICHUELAS Y LEGUMBRES

- Alubias negras
- Garbanzos
- Lentejas

FRUTOS SECOS, SEMILLAS Y ACEITES

- Semillas de sésamo

CEREALES

- Alforfón
- Avena
- Centeno

ESPECIAS Y HIERBAS

- Pimienta negra
- Ajo
- Semillas de mostaza
- Salvia
- Tomillo

PESCADO	HABICHUELAS Y LEGUMBRES
• Fletán	
• Salmón	• Alubias rojas
• Atún	• Habas pequeñas
	• Alubias blancas
FRUTAS	• Alubias pintas
• Manzanas rojas	**POLLO Y CARNES MAGRAS**
• Bananas verdes	
• Pasas	• Cordero (si se produce anemia)
• Sandía	
	CEREAL
HUEVOS Y LECHE	• Cebada
• Huevos	**ENDULZANTES NATURALES**
• Leche de cabra	
• Yogur de cabra	• Melaza de caña

NEUTRALES O MENOS BENEFICIOSOS

VERDURAS	• Guisantes
• Remolacha	**POLLO Y CARNES MAGRAS**
• Zanahoria	
• Apio	• Pollo
• Edamame	• Pavo
• Lechuga iceberg	**ENDULZANTES NATURALES**
• Quimbombo	
• Aceitunas	• Néctar de agave
	• Estevia

Otros puntos a tener en cuenta

- Orgánico, orgánico y orgánico: siempre que sea posible, compra las variedades orgánicas de los alimentos recomendados.

- En la medida de lo posible, come únicamente «alimentos enteros», alimentos con un solo ingrediente.

- La «dieta bien equilibrada» es un mito inventado por gente que desconoce la composición química de los alimentos; no hagas caso de los gráficos y pirámides que te muestran que necesitas carne roja, trigo y productos lácteos para permanecer sano.

- Al cocinar las verduras: hazlas al vapor, no las hiervas ni las frías. El agua hirviendo se lleva los nutrientes de las verduras y el calor destruye los nutrientes en el aceite.

- Disfruta de la comida, come lentamente por el bien de una buena digestión y asimilación, siente los nutrientes vigorizantes que estás absorbiendo en el cuerpo.

- Cultiva tu propia comida: los germinados (uno de los alimentos más nutritivos que puedes comer) y la hierba de trigo (también muy nutritivo) son fáciles de cultivar y cosechar.

Cuarto paso: toma los suplementos adecuados para mantener el ritmo de sanación

Si la primera área de interés para los pacientes de quimio es «¿qué voy a comer?», seguramente la siguiente debe ser «¿qué voy a tomar?» en términos de suplementos en forma de vitaminas, minerales y hierbas. Este asunto también se presta a mucha confusión y controversia.

Citando estudios que aparentemente son fiables, algunos oncólogos afirman que ciertas vitaminas, minerales y compuestos de hierbas disminuyen los efectos de la quimioterapia o interfieren en su funcionamiento. Otros oncólogos, refiriéndose a una investigación realizada durante muchos años con una base científica igualmente sólida, afirman que realmente da igual tomar o no tomar suplementos alimenticios durante la quimioterapia. Los nuevos «oncólogos integradores» (médicos de cáncer que incluyen enfoques holísticos junto a tratamientos tradicionales) son de la opinión de que los suplementos aumentan la eficacia de la quimioterapia y ayudan al cuerpo a sanar antes del cáncer y del efecto inmunodepresor de la quimio, y que incrementan las tasas de supervivencia.

En este libro, aconsejo un ciclo generoso de suplementos. El tipo de suplementos y las dosis recomendadas que verás son de carácter «terapéutico», diseñados para ayudar a expulsar las toxinas del cuerpo y reparar y fortificar el sistema inmunológico.

¿Deberíamos o no complementar la dieta de un paciente sometido a quimio con vitaminas, minerales y hierbas, especialmente aquellas con valores elevados de antioxidantes? La dirección que invariablemente toman los oncólogos más convencionales es abstenerse de prescribir suplementos durante el tratamiento de quimioterapia. Algunos, creyendo que los suplementos son prácticamente ineficaces y por tanto inocuos, los permiten durante el tratamiento, pero no en el día en que se administra la quimio.

El argumento que aducen (y aquí es donde se origina la controversia) es que los suplementos pueden producir cambios químicos en el cuerpo que interferirán de alguna manera en el funcionamiento de los fármacos de la quimioterapia. La esencia de este debate es dilucidar si los antioxidantes alimentan el crecimiento de las células normales, el de las cancerosas, o el de ambos tipos de células al mismo tiempo. Los antioxidantes, como recordarás, son nutrientes de los alimentos que impiden o frenan los daños que la oxidación produce en el cuerpo. Estos nutrientes se extraen de los alimentos y pueden conseguirse en forma concentrada como suplementos.

Los defensores de la idea de no administrar suplementos creen que tomarlos puede perjudicar a los esfuerzos de la quimioterapia por destruir las células cancerosas. Pero los partidarios de los suplementos señalan que los antioxidantes están ya presentes en la comida que toman los pacientes de cáncer. Además, llaman la atención acerca de una gran cantidad de nuevas investigaciones que demuestran que los suplementos, lejos de interferir en la quimioterapia, incrementan las tasas de supervivencia, ayudando a reducir tumores y a estimular la inmunidad durante el tratamiento.

Quizá la investigación reciente más conocida es la del doctor en medicina Keith Block, director médico del Block Center for Integrative Cancer Treatment de Evanston, Illinois. El resultado de su investigación fue publicado en 2008 en *International Journal of Cancer.*

El doctor Block y su equipo emprendieron dos análisis sistemáticos de las publicaciones médicas y llegaron a la conclusión de que no hay pruebas que apoyen la teoría de que los suplementos antioxidantes interfieran en los efectos terapéuticos de los agentes de la quimioterapia. Asimismo, descubrieron que los antioxidantes mejoran los resultados del tratamiento, prolongan la supervivencia y aumentan las respuestas tumorales. Por tanto, los antioxidantes y la quimioterapia se recomiendan con total seguridad para el tratamiento metastásico y paliativo de los pacientes.

Michael Lam, doctor en medicina, con máster en salud pública, está de acuerdo. Nos dice: «Afortunadamente, se dispone de un considerable número de pruebas que demuestran el efecto positivo del uso repetido de una alta dosis de antioxidantes en el periodo anterior y posterior a la terapia convencional de cáncer, así como durante la misma».

El doctor Andrew Weil se muestra más cauto, pero en general apoya el uso de suplementos durante la quimioterapia, sugiriendo que el paciente «[no] tome suplementos antioxidantes el día de la quimioterapia ni el día anterior y posterior a la misma; aparte de estas excepciones, no hay problema en tomar suplementos».

El doctor en medicina Abram Hoffer, un colega del doctor Linus Pauling, el premio Nobel que promovió la terapia de megavitaminas para la salud y la longevidad, apoyó entusiásticamente el uso de suplementos durante todo el tratamiento de cáncer. En un famoso ensayo cita el trabajo del doctor Kedar N. Prasad, cuyo análisis de setenta y una publicaciones científicas «no encontró ninguna prueba de que los antioxidantes[...] interfieran en el efecto terapéutico de la quimioterapia y, por el contrario, sugiere la hipótesis de que incrementarían su eficacia».

El doctor Hoffer menciona la anterior investigación del doctor Charles B. Simone, que llegó a la misma conclusión. Cita a Simenone: «En un reciente estudio de cincuenta pacientes en un estado inicial de cáncer de pecho, evalué los efectos secundarios del tratamiento centrándome en la radiación, o en la radiación combinada con la quimioterapia, mientras las pacientes tomaban dosis terapéuticas de nutrientes. Se les pidió a las pacientes que valoraran su propia respuesta al tratamiento en términos de su impacto en su calidad de vida. Los resultados del estudio fueron impresionantes: más del 90% de ambos grupos notaron una mejora en sus síntomas físicos, capacidad cognitiva, rendimiento, función sexual, bienestar general y satisfacción vital. Ningún sujeto de ninguno de ambos grupos declaró sufrir un empeoramiento de los síntomas».

Apoyo a la tendencia que hace progresar esta nueva ciencia, y todo en ella indica que la aplicación de suplementos en el tratamiento de la quimioterapia es beneficioso.

Resumen de los suplementos

A quien disfruta de una buena salud, sigue una dieta variada de alimentos integrales y lleva un estilo de vida poco estresante le basta con tomar un simple suplemento multivitamínico con minerales para mantener el bienestar. Pero un paciente de cáncer que está pasando por la terapia de quimio y otros tratamientos de cáncer necesita mucha más ayuda para sobrellevar la enfermedad y los remedios químicos convencionales empleados para tratarla.

En esta sección, recomiendo dosis terapéuticas de suplementos que se centran específicamente en el proceso de curación durante la quimio. Pueden parecer muchos, pero cada uno es valioso para permanecer saludable durante el tratamiento y fuera de él.

Aquí están de la A a la Z. Mi dosis recomendada diaria viene en corchetes [ ]. Donde se indica más de una al día, trata de repartir la toma de cápsulas o comprimidos adicionales a lo largo de la jornada. Todas son dosis recomendadas para adultos; para niños, las cantidades deben ser la mitad, o bien puedes consultarlo con el médico. Recuerda que, a menos que se especifique lo contrario, los suplementos siempre se absorben antes y mejor en el cuerpo cuando se toman con la comida.

- Ácido alfa lipoico. . . . . . . 200 mg [3]
- Biotina . . . . 5.000 mcg [2]
- Cinc . . . . 50 mg [2]
- CoQ10 . . . . 100 mg [2]
- Espirulina. . . . . 500 mg [4]
- Multivitamina y mineral . . . . [1]
- Niacina (vitamina B3) . . . . 1.000 mg, que no provoca enrojecimiento [2]
- Omega 3/aceite de pescado 1.000 mg [1]

- Panax ginseng . . . . 1.500 mg [3]
- Pancreatina . . . . .8x [1] + 4x [4]
- Selenio . . . . .200 mcg [1]
- Vitamina B Complex . . . . .50 mg [2]
- Vitamina C . . . . 1.000 mg [3] o más, dependiendo de la tolerancia intestinal.
- Vitamina D3 . . . . .5.000 IU [1]
- Vitamina E . . . . .400 IU [2]

Lista anotada de los suplementos

Aquí tienes más información sobre los suplementos que te recomiendo, haciendo referencia especial a las razones por las que deberían forma parte de un programa de curación para pacientes en quimioterapia.

- **Ácido alfa lipoico:** el ácido alfa lipoico es un antioxidante fabricado por el cuerpo que se encuentra en todas las células. Otros antioxidantes funcionan sólo en agua (como la vitamina C) o en tejidos grasos (como la vitamina E), pero el ácido alfa lipoico es soluble tanto en grasa como en agua, lo que significa que puede funcionar en todo el cuerpo. Los antioxidantes se agotan al atacar a los radicales libres, pero la investigación está demostrando que el ácido alfa lipoico puede ayudar a regenerar estos otros oxidantes y lograr que vuelvan a estar activos.

- **Biotina:** la biotina, un supermetabolizador, procesa rápidamente los hidratos de carbono, la proteína y la grasa. Es especialmente eficaz para tratar el funcionamiento lento de los sistemas producido por algunos efectos secundarios de la quimio, como la fatiga y el estreñimiento.

- **CoQ10:** un antioxidante altamente eficaz que estimula el sistema inmunológico y protege la función cardiaca.

- **Multivitaminas y minerales:** un amplio complejo multivitamínico con minerales como suplemento de apoyo general. Es especialmente importante, dados los altibajos del apetito durante la quimio.

- **Niacina (vitamina B3):** la niacina que no provoca enrojecimiento es un potente antioxidante y desintoxicante, participa en más de cincuenta procesos metabólicos que transforman los hidratos de carbono en energía.

- **Omega 3/aceite de pescado:** el omega 3 es un ácido graso esencial que funciona como antiinflamatorio natural y ayuda a funcionar al sistema nervioso. Se ha demostrado que el DHA, un ácido graso omega 3 que se encuentra en el aceite de pescado, reduce el tamaño de los tumores y aumenta los efectos positivos del fármaco de quimioterapia cisplatino, al tiempo que limita sus efectos secundarios nocivos.

- *Panax ginseng*: un estimulante altamente eficaz, en especial para la actividad mental y como tónico general. Específicamente, el ginseng puede ayudar a reducir los efectos del «quimiocerebro», mejorando las funciones cognitivas y la memoria.

  Sigue las recomendaciones del producto y consúmelo de manera responsable, especialmente si tienes un historial de trastornos endocrinos o de presión arterial alta.

- **Pancreatina:** un grupo de enzimas que descomponen la proteína ayudando así a erradicar el cáncer. Esto se describe más detalladamente en la página siguiente.

- **Selenio:** opera con el antioxidante natural del cuerpo, el glutatión. También opera en conjunto con la vitamina E para proteger la pared externa de las células.

- **Espirulina:** es un alga azul verdosa que crece en entornos cálidos, acuáticos y altamente alcalinos. Se vende en polvo, y también en cápsulas y comprimidos. La espirulina es básicamente clorofila, el pigmento verde de las plantas, un potente desintoxicante y estimulante del sistema inmunológico.

- **Complejo de vitaminas B:** con excepción de la B1, tiamina, que puede acelerar la división celular, las vitaminas del grupo B son importantes especialmente para ayudar a tratar el estrés y mantener los niveles de energía altos.

- **Vitamina C:** la vitamina C es soluble en el agua, lo que significa que no se almacena en el cuerpo y pasa rápidamente a través de él. Viene en polvo, cristales, o cápsulas. Es un excelente antioxidante.

- **Vitamina D3:** puede frenar el crecimiento de las células cancerosas y estimular la inmunidad.

- **Vitamina E:** los estudios han demostrado que este antioxidante imprescindible puede truncar el crecimiento de las células cancerosas al tiempo que también refuerza la inmunidad.

- **Cinc:** el cinc, un antioxidante mineral, ayuda a construir y reparar células y tejidos, y estimula la inmunidad (que es la razón por la que tomamos cinc al primer signo de resfriado).

Un caso especial: la terapia de enzimas

Más información acerca de la pancreatina y las enzimas proteolíticas en general:

Las enzimas son proteínas que nos ayudan a digerir la comida y actúan como catalizadores de casi toda la actividad celular de nuestros cuerpos. El órgano encargado de producir las enzimas proteolíticas es el páncreas, que manda enzimas digestivas al intestino delgado.

Las enzimas proteolíticas, tomadas con el estómago vacío, tienen la capacidad de romper las paredes de las células cancerosas y permitir que el sistema inmunológico se desprenda fácilmente de ellas. Estas enzimas, que además digieren proteínas completas, eliminan el revestimiento de proteína de las paredes de las células cancerosas, dejándolas indefensas contra el sistema inmunológico.

La historia de la terapia de enzima proteolítica y la curación del cáncer es fascinante. Comenzó en 1911 con el trabajo de John, un embriólogo escocés que descubrió la conexión entre las enzimas y las células de cáncer y experimentó con éxito para eliminar el cáncer en los animales y en los seres humanos con inyecciones de jugos pancreáticos.

Cuarenta años después, la idea fue recuperada por William Donald Kelley, que se curó su propio cáncer pancreático y luego procedió a curar pacientes con otras formas de cáncer. Desde Kelley pasamos directamente al doctor Nicholas Gonzalez, que actualmente está practicando la terapia de enzimas en pacientes de cáncer en pruebas clínicas usando sus propias enzimas proteolíticas especialmente preparadas y su propia terapia metabólica.

NOTA: Informa siempre a tu médico de lo que estás tomando para asegurarte de que no se produzcan efectos secundarios indeseados. Los pacientes de quimioterapia deberían consultar con sus médicos antes de tomar angélica, árnica, trébol de río, boldo, suplementos de apio, aceite de clavo, salvia miltiorrhiza, matricaria, ginkgo, suplementos de cebolla, papaína y corteza de sauce, ya que podrían afectar a algunos tratamientos.

Mi propia fórmula herbal

Se trata de una fórmula herbal que he creado a partir de la investigación que realicé sobre el tema específico del apoyo inmunológico durante el tratamiento de cáncer. Es una mezcla potente que puede acelerar el proceso de curación al combinar la limpieza con un aumento de energía y un fortalecimiento inmunológico.

Fórmula del apoyo celular

Todos estos ingredientes tienen que mezclarse y utilizarse en polvo. Empleo el término «partes» para referirme a un sistema general de medida. Si estás usando una cuchara, «una parte» sería una cucharada; si es una cucharita, entonces «una parte» sería una cucharadita. Es mejor mezclar bien los ingredientes en un cuenco grande.

Dosificación: toma 2 cucharadas 3 veces al día mezcladas en un vaso de agua, a lo largo de todo el día. Evita tomarlo poco tiempo antes de irte a dormir.

FÓRMULA DE APOYO CELULAR	
Espárragos (1 parte)	Astrágalo (2 partes)
Bioflavonoides (2 partes)	Pimienta de cayena ($^1/_8$ parte)
Sello dorado ($^1/_4$ parte)	Magnesio (1-$^1/_4$ partes)
Seta maitake (2 partes)	Setas reishi (2 partes)
Bayas de Schizandra (1 parte)	Espinacas (1 parte)

ESPÁRRAGO

El espárrago contiene una gran cantidad de glufatión, un antioxidante muy valioso que protege el cuerpo contra ciertos tipos de cáncer, estimula el sistema inmunológico y nos defiende contra determinados virus. Asimismo, ayuda a combatir la fatiga, el agotamiento y el dolor articular.

ASTRÁGALO

Esta hierba mejora el sistema inmunológico y, de esta manera, ayuda a tratar el cáncer. El astrálago contiene polisacáridos, como el selenio, que son elementos activos y eficaces que incrementan el número de células T (las células T, abreviatura de células timo, son glóbulos blancos que desempeñan un papel importante en el mantenimiento del sistema inmunológico del cuerpo y son esenciales para combatir las sustancias invasoras nocivas). El astrágalo ayuda asimismo a proteger las células de los pacientes de cáncer de otros daños causados por la enfermedad, especialmente de las sustancias tóxicas y los metales a las que están expuestos durante el tratamiento.

El doctor Oz recomienda el astrálago como parte de su programa de antienvejecimiento por las propiedades del adaptógeno (una sustancia que ayuda al cuerpo a regenerarse tras estar cansado o estresado) de esta hierba.

BIOFLAVONOIDES

Estas sustancias químicas proporcionan una gran dosis de ayuda antioxidante a nuestros sistemas internos. Además, los flavonoides tienen un nivel bajo de toxicidad comparado con otros compuestos vegetales activos. Han sido llamados los «modificadores naturales de la respuesta biológica» ya que, debido al fuerte estímulo que proporcionan al sistema inmunológico, pueden ayudarnos a reaccionar apropiadamente contra los virus, carcinógenos y alérgenos. Los flavonoides presentan propiedades antiinflamatorias, antimicrobianas y anticancerígenas, porque nos protegen contra el daño de la oxidación y los radicales libres causados por la contaminación y el proceso metabólico normal del cuerpo.

PIMIENTA DE CAYENA

Esta pimienta es extraordinaria por su efecto en el sistema circulatorio, ya que lleva elementos vitales al interior de la estructura celular de los capilares, venas y arterias, y ayuda a ajustar la presión arterial a niveles normales. Asimismo, la pimienta de cayena limpia las arterias, ayudando a eliminar del cuerpo el colesterol «malo» LDL y los triglicéridos.

La pimienta de cayena también es muy buena para el estómago y el sistema intestinal. Estimula el movimiento peristáltico de los intestinos y ayuda a la asimilación y la eliminación. En estudios clínicos realizados en Japón, Inglaterra y EE.UU., se ha demostrado que la capsaicina, el compuesto metabólico secundario crítico que aparece en la pimienta de cayena, causa la «apoptosis», es decir, el suicidio celular, de las células cancerosas.

SELLO DORADO

Los numerosos usos del sello dorado se atribuyen a sus propiedades antibióticas, antiinflamatorias y astringentes. Alivia las membranas mucosas irritadas, ayudando a los ojos, oídos, nariz y garganta. Si se toma con los primeros signos de problemas respiratorios, resfriados o gripes, el sello dorado ayuda a impedir que se desarrollen más síntomas. También se ha usado para reducir la fiebre y aliviar la congestión y el exceso de mucosidad.

El sello dorado limpia y favorece el funcionamiento glandular sano incrementando el flujo de la bilis y las enzimas digestivas, y al hacerlo, regula el funcionamiento sano del hígado y el bazo. Puede aliviar el estreñimiento y asimismo puede usarse para tratar infecciones de la vejiga y los intestinos.

El sello dorado contiene calcio, hierro, manganeso, vitamina A, vitamina C, vitamina E, complejo B, y otros nutrientes y minerales. Las raíces y rizomas del sello dorado contienen muchos alcaloides de la isoquinoleína, como hidrastina, berberina, canadina, canadalina, y l-hidrastina, así como residuos de aceite esencial, aceite graso y resina. Se cree que el alto contenido de estos alcaloides proporciona al sello dorado sus cualidades antibióticas antiinfecciosas y estimulantes del sistema inmunológico.

MAGNESIO

El magnesio es el segundo elemento más abundante en el interior de las células humanas y el cuarto ion cargado positivamente más abundante en el cuerpo humano. En las células del cuerpo realiza más de trescientas funciones; desde relajar el tejido muscular hasta agudizar la función cerebral. El magnesio es un mineral esencial para restaurar y mantener la salud.

El famoso autor Daniel Reid afirma que «el magnesio tiene una importancia especial como cofactor en el mantenimiento del equilibrio funcional de los sistemas nervioso y endocrino, y es un elemento indispensable de todas las reacciones de autodepuración y desintoxicación natural del cuerpo. Sin el magnesio suficiente, los desechos tóxicos y los residuos ácidos se acumulan en las células y en los tejidos, estableciendo las condiciones para enfermedades crónicas degenerativas, cáncer y síntomas de envejecimiento rápido».

SETA MAITAKE

Se ha demostrado que esta seta es un agente eficaz para luchar contra el cáncer. En pruebas de laboratorio, la seta maitake en polvo incrementó la actividad de tres tipos de células inmunológicas, las macrófagas, las células asesinas naturales (NK) y las células T en 140, 186, y 160%, respectivamente. Los investigadores han descubierto que la seta maitake, cuando se combina con el fármaco estándar de la quimioterapia, la mitomicina (mutamicina), inhibe el crecimiento de las células cancerosas, en el cáncer de pecho, incluso tras la metástasis.

Algunos estudios han demostrado que la seta maitake puede inducir la producción de interferón, lo que podría perjudicarte en el caso de que estés siguiendo una prescripción estricta de interferón. De ser así, por favor, consúltalo con tu médico.

SETA REISHI

Los polisacáridos solubles en agua, betaglucanos y hetero-betaglucanos, son ingredientes activos que se encuentran en la seta roja reishi. Estos polisacáridos estimulan el sistema inmunológico, combaten los tumores y bajan la presión arterial. Además, la seta reishi contiene la proteína ling zhi-8, que es un estimulador del sistema inmunológico.

Se considera que tomar suplementos de reishi no supone ningún riesgo para la salud, sin embargo, los pacientes que se hayan sometido a un trasplante de órganos o estén tomando fármacos inmunosupresivos deben ser precavidos, porque cualquier sustancia que altere su sistema inmunológico puede provocar una reacción negativa.

Bayas de schizandra

Esta baya «energética» es originaria de China, en chino su nombre es *wu-wei-zi*, que significa «fruta de cinco sabores». Estudios doble ciego sugieren que la schizandra tiene la capacidad de ayudar a quienes padecen hepatitis. Al parecer, las ligninas de la baya protegen el hígado al estimular las células que producen los muy necesarios antioxidantes. Debido a sus propiedades adaptogénicas, se ha aplicado junto con algunas hierbas medicinales, entre las que figura el ginseng, para estimular el sistema nervioso central, incrementar la eficacia del funcionamiento cerebral, mejorar los reflejos y lograr un mayor índice de rendimiento.

Espinacas

Una nueva investigación confirma lo que, gracias a Popeye, sabemos todos, es decir, que las espinacas nos ayudan a mantener la salud. Se ha descubierto en las espinacas una categoría nueva de nutrientes que favorecen la salud llamados «glicoglicerolípidos». Los glicoglicerolípidos son las principales moléculas relacionadas con la grasa en las membranas de los órganos fotosensibles de la mayoría de las plantas.

Recientes estudios en animales de laboratorio han demostrado que los glicoglicerolípidos de la espinaca pueden ayudar a proteger de daños el revestimiento del conducto digestivo, especialmente de los daños relacionados con una inflamación indeseada.

En la espinaca abundan ciertos caretenoides anticancerígenos (las xantofilas epoxi), que se absorben casi tan eficazmente como otros carotenoides como el betacaroteno y la luteína.

NOTA: Las empresas farmacéuticas que producen los medicamentos de la quimioterapia publican una lista de lo que se denomina contraindicaciones absolutas o relativas, es decir, que una determinada sustancia no debería tomarse al mismo tiempo que se está tomando cierto fármaco de quimio por las propiedades químicas específicas de cada una. Tu oncólogo las conocerá y te informará sobre ellas, pero acuérdate de preguntarle.

Quinto paso: haz ejercicio y descansa para acelerar el proceso curativo

Podría parecer que en lo último que piensa un paciente cuando está recibiendo un tratamiento de quimioterapia es en moverse, sin embargo, cierta dosis de ejercicio es parte de la receta para sanar. Un tipo de movimiento suave fortalecerá la capacidad del cuerpo para deshacerse de toxinas y asimilar las elevadas propiedades nutritivas de los alimentos y los suplementos. Más de cien estudios realizados con sobrevivientes de cáncer muestran que el ejercicio está asociado con índices más bajos de recurrencia del cáncer y con tasas de supervivencia más prolongada.

En este paso presento dos tipos de ejercicios. Uno es una serie de movimientos parecidos a los del yoga, fáciles de aprender y de practicar. El otro es sencillamente caminar, un gran tónico no sólo para el cuerpo físico, sino también para la mente y las emociones.

A un paciente que está recibiendo la quimio no habría que explicarle la importancia del descanso, quizá a muchos les parezca que prácticamente no hacen otra cosa que descansar la mayor parte del tiempo, sólo por la sensación de cansancio, que es uno de los efectos secundarios de la quimioterapia. Sin embargo, descansar es una parte fundamental del proceso de curación, mientras lo hacemos es cuando el cuerpo realmente se recupera. En esta sección recomiendo maneras de descansar profundamente como una práctica potenciadora de la salud.

Un nuevo estudio realizado en dos hospitales universitarios de Dinamarca confirma los resultados de otra investigación sobre los efectos del ejercicio en pacientes de cáncer. El ejercicio, tanto el de alta como el de baja intensidad no sólo podía emplearse con total tranquilidad durante el tratamiento, sino que se descubrió que reduce la fatiga y mejora la vitalidad, la capacidad aeróbica, la fuerza muscular y la actividad física, además de aumentar el bienestar emocional.

En esta sección te recomiendo dos formas excelentes de ejercicio que son fáciles de hacer y que «cambiarán las cosas» para ayudar a acelerar el proceso curativo.

Los ritos tibetanos

Se ha escrito mucho acerca de los sorprendentes cinco ritos tibetanos, si buscas en internet, encontrarás más de cien mil resultados. Se conocen desde hace muchos años (muchos siglos, según algunos) y cada cierto tiempo vuelven a alcanzar la popularidad, como sucedió recientemente cuando el doctor Oz realizó una demostración de los mismos en su programa de televisión.

Voy a esbozar aquí alguna información sobre estos ritos y sus beneficios para la salud y te sugiero que luego visites nuestra página para ver los vídeos con demostraciones que muestran la manera exacta de realizarlos.

Los ritos tibetanos son cinco posturas similares a las del yoga que se practican una o más veces al día. Para realizarlas todas se tardan de unos diez a unos quince minutos.

En pocas palabras, según los lamas tibetanos, la única diferencia entre la juventud y la vejez es la velocidad a la que giran los *chakras*, los siete centros energéticos principales del cuerpo. Los *chakras* giran a gran velocidad en un cuerpo sano y joven. A medida que envejecemos, giran con mayor lentitud y el cuerpo es vulnerable a la enfermedad y empieza a mostrar signos de vejez. Podemos recuperar la juventud, la vitalidad y la salud haciendo que los *chakras* giren a una mayor velocidad, como hacían cuando éramos mucho más jóvenes.

Practicar los ritos tibetanos trae muchos beneficios: una mejoría general de la salud, mayor energía, un pensamiento más lúcido y una mejoría de la memoria, menos estrés, una mayor sensación de bienestar, calma y una mentalidad más positiva. En los pacientes de cáncer, los cinco ritos tibetanos no sólo aceleran el proceso de curación al activar los centros energéticos del cuerpo, sino que además proporcionan la actividad física tan necesaria para mover las cosas en el interior de su cuerpo y expulsar del mismo las toxinas. Cada una de las cinco posiciones se repite 21 veces, empieza por tres o cuatro (añade siempre un número impar) hasta llegar gradualmente a 21 a lo largo de varios días o semanas.

Las ilustraciones de las páginas siguientes muestran el aspecto de las posiciones.

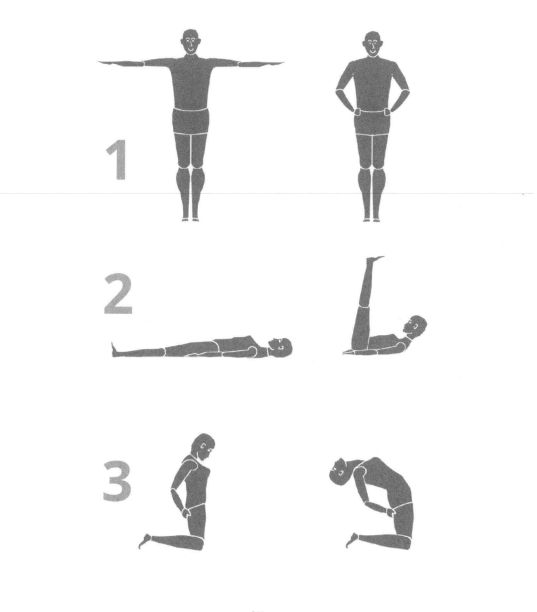

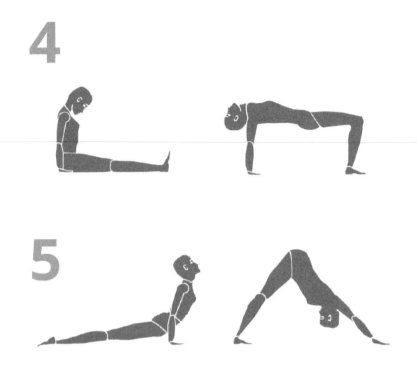

Caminar

El segundo ejercicio que recomiendo es sencillamente caminar. Con toda seguridad este tiene que ser el ejercicio más fácil (y barato) del mundo. Además, es una de las actividades más importantes a las que puede dedicarse alguien que sigue un tratamiento de quimioterapia.

En mi estudio de la documentación sobre curaciones de cáncer, caminar aparece una y otra vez como un modo de mantener los huesos, los músculos y las articulaciones sanos y funcionando adecuadamente. Asimismo, caminar reduce la ansiedad y previene la depresión, dos pesadillas persistentes de los pacientes de cáncer. También facilita mucho el manejo del estrés, ayuda a dormir mejor y más profundamente, y hace que en general nos sintamos más llenos de energía.

Por último, caminar es bueno para la autoestima. Esto es así por un par de razones. Una es que cuando terminas de dar un paseo tienes una sensación de satisfacción, y eso te hace sentirte mejor contigo mismo. La otra tiene un carácter más científico; caminar (y todo el ejercicio físico) hace que se liberen endorfinas en el sistema. Las endorfinas, producidas por la glándula pituitaria y el hipotálamo, son sustancias químicas que nos hacen sentir bien. Por eso es por lo que uno se siente tan bien al moverse. ¡Y para un paciente de cáncer es bueno sentirse bien!

Como punto final, si cada día das un paseo con un amigo o un familiar, te estás dando a ti mismo la oportunidad de tener más vida social. Esto puede ser tremendamente útil para tratar la soledad y el aislamiento que caracterizan a veces la enfermedad. Estar en compañía nos saca de nosotros mismos y nos permite fluir con la vida.

Descansar

Por último, déjame decir algo sobre el descanso. Considero que descansar es una «actividad» importante cuando se hace con un propósito y siendo plenamente consciente de ella. La mayor parte del tiempo, un paciente de cáncer que está sometido a quimio, radiación y otras terapias convencionales descansará simplemente porque no tiene energía para hacer ninguna otra cosa. Sin embargo, hay veces en las que puede elegir entre permanecer en un estado semiactivo o acostarse y descansar. Mi consejo es que, en lugar de seguir dando vueltas por la casa u obligarte a ti mismo a realizar actividades físicas, te acuestes y descanses.

Durante el descanso es cuando el cuerpo realiza la mayor parte de la sanación. Cuando te mueves, el cuerpo está ocupado gastando la energía que emplea para estar de pie, inclinarse, extenderse, subir, andar, etc. Incluso trabajos domésticos ligeros como ordenar el dormitorio y el cuarto de baño, o pasar un paño por la encimera de la cocina, requieren una energía que sería mejor usar para recuperarse descansando.

Una de las razones por las que menciono el descanso aquí es porque he oído decir a los pacientes de cáncer que a veces se sienten culpables por no estar ocupados haciendo algo, que podrían dar la impresión de ser unos vagos o de creerse con derecho a todo, especialmente cuando se comparan con sus incansables cuidadores, que dan la impresión de pasarse el día entero trabajando diligentemente para ellos.

Esto no tiene ningún fundamento. Si estás pasando por un tratamiento de cáncer, nadie espera que te muestres lleno de brío y dedicándote a tus actividades habituales. Descansar es una bendición. Al retirarte a dormir en mitad del día, podrías recordar mientras te entregas al reposo que descansar es tu manera de continuar tu valeroso viaje hacia la curación.

TERCERA PARTE

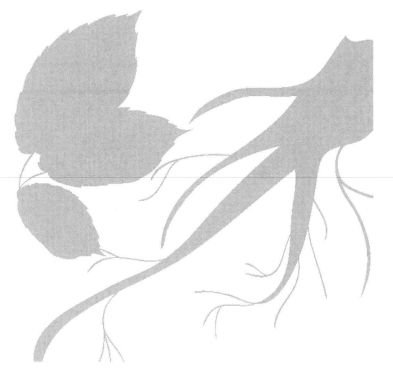

Recetas:
comer saludablemente

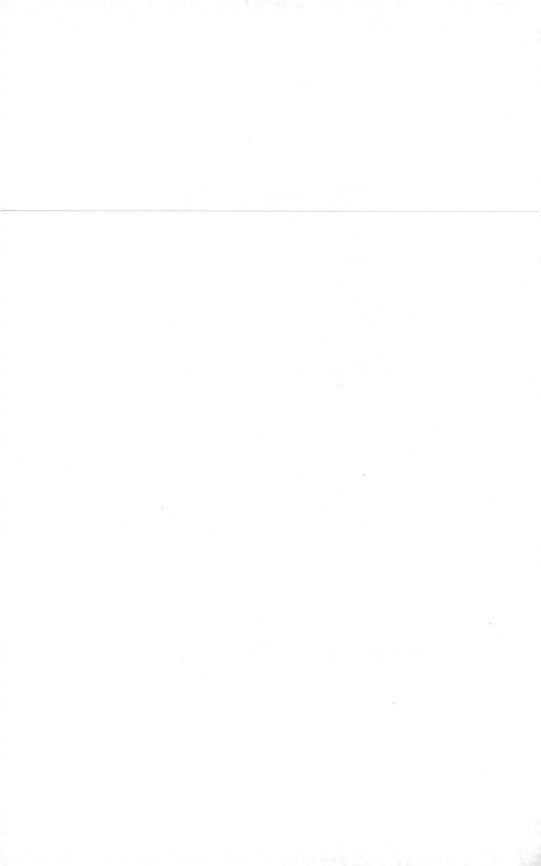

Bases

Alimentos para preparar con antelación y tener a mano

JUDÍAS COCIDAS

Pueden mantenerse en el frigorífico durante una semana.

La manera más fácil de cocinar las judías secas es limpiarlas y lavarlas bien, ponerlas en una olla de cocción lenta, añadir 2 ½ tazas de agua por cada taza de judías. Cocer durante toda la noche a la temperatura más baja.

Alternativa: limpiar y enjuagar, tenerlas en remojo toda la noche. Por la mañana desechar el agua (contiene mucho del «gas» que se asocia con las judías). Cocer a fuego moderado hasta que estén tiernas, el tiempo dependerá del tipo de judías.

Espumar durante la cocción. Añadir agua de vez en cuando para compensar la evaporación.

ARROZ INTEGRAL

Prepara una provisión para 3 días y úsala no sólo para los platos de arroz, sino también en sopas o para esparcir en las ensaladas.

Sigue las instrucciones para cocinar que encontrarás en el paquete. Si lo compras a granel, calcula aproximadamente 2 ½ tazas de agua por cada taza de arroz. Lleva el agua a un hervor, añade el arroz, vuelve a llevarla a un hervor, cubre y cuece a fuego lento durante unos 30 minutos.

CALDO DE VERDURAS

Añadir a las sopas o usar por tal cual como consomé. Cuece a fuego lento en una olla muy grande: zanahorias, apio, cebollas, ajo y patatas. Tras aproximadamente una hora, apaga el fuego y déjalo reposar durante otra hora. Aparta el líquido para usarlo y desecha las verduras.

GERMINADOS

Puedes usar prácticamente cualquier clase de legumbre o de semilla. Las mejores semillas: alfalfa, clavo. Las mejores legumbres: judía mungo (soja verde), lentejas, garbanzos. Los mejores frutos secos: almendras, avellanas. Los mejores cereales: granos de trigo, centeno.

Cubre de agua y deja en remojo toda la noche. Al día siguiente, escurre y coloca las judías o las semillas en una gran jarra de cristal, cubierta con una redecilla sujeta con una goma. Durante unos cuantos días, cubre de agua durante unos pocos minutos, luego escúrrela. Los germinados comenzarán a aparecer al cabo de dos o tres días. Sigue cubriendo de agua y escurriendo. Los germinados pueden usarse durante el proceso de germinado. Cuando hayan alcanzado la madurez, refrigera para retardar el proceso de crecimiento.

LECHE DE ALMENDRA Y LECHE DE AVENA

Para hacer leche de almendras o de avena, pon en remojo durante toda una noche una taza de almendras o de avena en 2-3 tazas de agua. Por la mañana mezcla los contenidos de la taza y cuélalo. Lo que queda es la leche y la pulpa. Añade ¼ cucharadita de vainilla (opcional) a la leche. Reserva la pulpa y añádela a batidos, galletas u otros platos. Evita las variedades comerciales de leche de almendras (se está convirtiendo rápidamente en una moda nutricional), que pueden contener azúcar y sabores artificiales.

LA AVENA Y EL GLUTEN

La cuestión de si la avena puede incluirse en una dieta sin gluten ha sido sujeto de debate entre los profesionales de la salud. Aunque la dietista certificada Leslie Beck afirma que la harina de la avena está libre de gluten, la avena contiene una proteína llamada avenina que puede ser tóxica para quienes no toleran el gluten. Según un artículo publicado en el número de septiembre de 2006 de la revista *Practical Gastroenterology* , las reacciones adversas a la avena pueden ser causadas por la contaminación cruzada de productos de avena con cereales ricos en gluten como el trigo o la cebada.

LA HARINA DE AVENA

Se fabrica moliendo avena mondada, los granos enteros descascarillados de la planta de la avena, en un polvo fino. A menudo se mezcla con harinas que contienen gluten para aumentar su capacidad de subir al ser horneada. Al utilizar la harina de avena por sí misma, hay que tener cuidado. Mezclarla excesivamente puede privarla de oxígeno y de dióxido de carbono, dando lugar a una masa a la que le falta cohesión, o que es pesada porque no puede subir, según el portal de cocina de internet «Ellen's Kitchen».

NOTA: Las temperaturas del horno de todas las recetas se dan en grados Celsius.

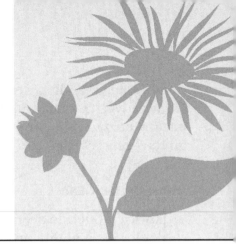

Desayuno

- Granola
- Avena con jengibre y manzana verde
- Huevos con espinacas y tomate
- Avena cortada con nueces y manzanas
- Gachas de alforfón
- Gofres o tortitas de avena aderezadas con mantequilla de almendras y bayas
- Cereal caliente de quinua

Granola

8 tazas de copos de avena

1 taza de láminas de coco sin endulzar

½ taza de semillas de girasol sin sal

½ taza de semillas de sésamo

1 taza de almendras, picadas

½ taza de aceite de coco

½ cucharadita de sal marina

1 cucharadita de extracto de vainilla

Estevia, una pizca

• • • • •

Precalienta el horno a 165 grados.

En un cuenco grande, mezcla la avena, el coco, las semillas de girasol y las almendras. En otro cuenco mezcla el aceite, la sal, la estevia y la vainilla. Vierte los ingredientes líquidos sobre los secos y remueve hasta que todo esté bien mezclado. Distribuye en una fina capa sobre una gran bandeja para hornear.

Hornea alrededor de unos 30-40 minutos en el horno precalentado. Remueve cada 5-10 minutos, hasta que esté ligeramente tostada y aromática. Al terminar de hornear, la granola estará más crujiente y tostada.

Servir con leche de almendras o de avena fría o caliente.

Porciones: 10-15

Avena con jengibre y manzana verde

1 manzana verde, sin el corazón y picada

1 taza de copos de avena (no instantánea)

2 tazas de agua depurada

½ cucharadita de jengibre en polvo

½ cucharadita de canela en polvo

Una pizca de sal marina

• • • • •

En una sartén mediana, añade todos los ingredientes y cocina a fuego medio. Remueve de vez en cuando. Añade leche de almendra o agua si la consistencia es muy espesa.

Porciones: 1

AVENA

Este cereal es una bendición para los pacientes con quimioterapia. Es reconfortante empezar el día con un gran cuenco de avena caliente. La avena reduce el colesterol, estimula el sistema inmunológico y contiene unos antioxidantes especiales llamados avenantramidas, que impiden que los radicales libres ataquen al colesterol bueno y fomentan la salud general para la recuperación del cáncer. Aunque la avena contiene una pequeña cantidad de gluten, los estudios han demostrado que los adultos y los niños con la enfermedad celíaca la toleran bien.

Huevos con espinacas y tomate

1 huevo, escalfado o pasado por agua

3 tazas de espinacas cortadas, picadas gruesamente

1 tomate, picado

$\frac{1}{8}$ taza de agua (para cocer al vapor)

Sal y pimienta al gusto

• • • • •

Vierte el agua en una sartén mediana y llévala a un hervor. Añade las espinacas y los tomates. Cubre y cuece al vapor a fuego medio durante 2 minutos. Escurre el agua y salpimenta. Sirve caliente sobre el huevo.

Porciones: 1

ESPINACAS

Los flavonoides, un fitonutriente con propiedades anticancerígenas que abunda en las espinacas, frena la división celular de las células cancerosas en el estómago y la piel. Asimismo, las espinacas ofrecen una protección importante contra la aparición del cáncer agresivo de próstata. Tienen propiedades antiinflamatorias y son ricas en los antioxidantes vitamina C, vitamina E, betacaroteno, manganeso, cinc y selenio. Una taza de espinacas contiene más del 337% de la dosis diaria recomendada de vitamina A, que protege y fortalece las «entradas» al cuerpo humano (las membranas mucosas, los conductos respiratorio, urinario e intestinal) y es también un componente clave de los linfocitos (glóbulos blancos) que combaten las infecciones.

Avena cortada con nueces y manzanas

1 taza de avena cortada
1 taza de agua

1 manzana verde picada
$1/8$ taza de nueces picadas

• • • • •

Pon la avena en remojo durante una noche, cubriéndola completamente de agua. Por la mañana, añade la manzana picada y cuece a fuego medio o bajo durante 3 minutos o hasta que la mezcla alcance una temperatura alta.

Agrega las nueces. Sirve caliente.

Porciones: 1

NUECES

La amplia variedad de nutrientes antioxidantes y antiinflamatorios de las nueces hace que sean particularmente beneficiosas para los pacientes de cáncer. Ayudan a bajar el riesgo de estrés oxidativo crónico, y sus propiedades antiinflamatorias ayudan a reducir el riesgo de inflamación crónica, dos tipos de poblemas que, cuando se juntan, presentan la mayor amenaza del desarrollo del cáncer. Según el doctor Oz, si compras nueces en grandes cantidades es mejor mantenerlas refrigeradas, de lo contrario pueden volverse rancias.

Gachas de alforfón

2 tazas de alforfón
3 tazas de agua
$1/2$ taza de leche de almendra o
leche de semilla

$1/2$ taza de pasas o manzanas
verdes picadas
Una pizca de sal marina
1-$1/2$ cucharadita de canela

• • • • •

Pon en remojo el alforfón durante toda la noche, cubriéndolo completamente de agua. Por la mañana, enjuágalo y escúrrelo bien.

Echa el alforfón a una sartén y cúbrelo de agua. Cocínalo durante 3-5 minutos o hasta que esté blando, y añade una pizca de sal.

Agrega canela, leche de almendras, pasas o manzana. Cuécelo durante 1-2 minutos más.

Sirve caliente.

Porciones: 2

Gofres o tortitas de avena aderezadas con mantequilla de almendras y bayas

2 tazas de copos de avena

$1/8$ taza de pasas

$1/4$ taza de leche de almendras (sin endulzar)

$1/4$ taza de agua (para diluir la mezcla, si es necesario)

$1/4$ cucharadita de sal marina

$1/2$ cucharadas de aceite de coco

Aderezo

$1/3$ cucharadas de mantequilla de almendras

1-$1/2$ taza de bayas a tu elección

• • • • •

Mezcla todos los ingredientes (excepto agua y aceite de coco) con la batidora hasta obtener una mezcla uniforme. Añade el agua para diluirla un poco si es necesario.

Cubre ligeramente con aceite de coco la gofrera o la sartén. Vierte o esparce con una cuchara la mezcla en la sartén y cocina hasta que esté dorada por ambos lados.

Cubre con el aderezo y sirve.

Porciones: 2

Cereal caliente de quinua

1-$1/2$ taza de quinua cocida caliente

$1/2$ cucharadita de aceite de coco

Sal marina, una pizca

Nuez moscada, una pizca

$1/4$ cucharadita de canela

$1/4$ taza de almendras picadas

1 taza de leche de almendras

• • • • •

Calienta la quinua en una sartén mediana con el aceite de coco a fuego bajo. Añade las especias. Remueve constantemente. Aparta del fuego y colca el contenido en un cuenco para cereales. Adereza con las almendras y añade leche.

Porciones: 2

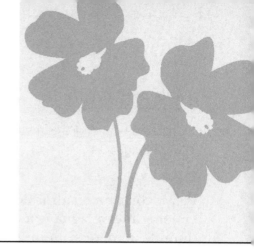

Bebidas

- Té de jengibre
- Leche de almendras crudas
- Leche de arroz integral
- Leche de avena
- Limonada verde
- Chai rooibos
- Zumo verde 1
- Zumo verde 2
- Zumo verde 3
- Zumo verde 4
- Batido de arándanos
- Batido de fresa con nueces
- Agua de lima o limón
- Agua de pepino
- Té rooibos helado
- Té verde
- Batido de té verde, jengibre y fresa
- Batido verde
- Batido de avena y moras

Té de jengibre

1 cucharada de jengibre fresco (o 1 cucharadita en polvo)
1 taza de agua

· · · · ·

Pela y corta en cuadraditos o ralla el jengibre fresco. En un recipiente hierve agua y añade el jengibre. Cubre y deja reposar durante al menos 5 minutos.

Sirve caliente o frío.

Porciones: 1

JENGIBRE

Esta planta es un gran regalo para los pacientes con quimioterapia porque trata directamente uno de los efectos secundarios más frecuentes de la quimio: la náusea y otros problemas digestivos. Un estudio reciente muestra que el jengibre es muy superior a la dramamina, un medicamento que suele emplearse con y sin receta para el mareo causado por el movimiento. El jengibre reduce todos los síntomas asociados con esta afección, entre ellos el vértigo, las náuseas, los vómitos y los sudores fríos.

Leche de almendras crudas

1 taza de almendras crudas, en remojo durante la noche
4-5 tazas de agua
1 cucharadita de vainilla
Sal marina, una pizca

· · · · ·

Mezcla las almendras con la mitad del agua con una batidora a velocidad media o baja. A continuación, bate a alta velocidad hasta lograr una consistencia uniforme.

Añade el resto del agua, la sal y espacio el extracto puro de vainilla. Vuelve a mezclar. Cuela utilizando un colador de metal o de plástico, o una tela fina de algodón para una consistencia más suave.

Reserva la pulpa de almendra para otras recetas.

Enfría y sirve.

Porciones: 4-5 tazas

Leche de arroz integral

½ taza de arroz integral cocido
2 tazas de agua
1 cucharadita de extracto puro de vainilla
Sal marina, una pizca

• • • • •

Mezcla los ingredientes con una batidora de vaso hasta conseguir una mezcla uniforme. Cuela con un colador de metal o de plástico, o con una tela fina de algodón para una consistencia más suave. Aparta la leche y desecha la pulpa del arroz.

Porciones: 2 tazas

Leche de avena

½ taza de avena sin cocer, de cualquier tipo, excepto la «instantánea» o la de «un minuto»
4 tazas de agua a temperatura ambiente.

• • • • •

Remoja la avena en agua durante 20 minutos. Remoja directamente en el vaso de la batidora, si tienes poco tiempo o si estás utilizando copos finos de avena. Mezcla. Cuela para conseguir una consistencia más uniforme. La leche de avena dura hasta una semana en el frigorífico.

Porciones: 4 tazas

Limonada verde

3 ramitas de col rizada lavada
2 puñados de espinacas lavadas
1/2 pepino lavado
1 limón pelado
1-1/2 manzanas verdes o rojas

2 ½ centímetros de raíz de jengibre lavada (o ½ cucharadita de raíz de jengibre en polvo)

• • • • •

Con un extractor de zumos
Corta la fruta, las verduras y el jengibre para que puedan caber en el extractor. Extrae el zumo. Bebe antes de 30 minutos para obtener los mejores beneficios nutricionales.

Con una licuadora
Pica la fruta y la verdura y ponla en la licuadora. Licúa durante 1 minuto o ligeramente más. No trates de licuar la raíz del jengibre en una licuadora eléctrica porque se quedará adherido a las cuchillas. Al usar la licuadora utiliza la raíz del jengibre en polvo.

Cuela con un colador de plástico o de metal (que no sea de aluminio). Si el líquido no pasa a través del colador, utiliza una cuchara para empujar. Desecha la pulpa o utilízala para hacer compost.

Porciones: 1

Chai rooibos

1/4-1/2 vaina de vainilla
10 semillas de cardamomo
5 clavos enteros
4 cm de canela en rama

1 grano de pimienta
Estevia al gusto
Té rooibos
4 tazas de agua

• • • • •

Muele las especias en un molinillo y añade a una tetera. Agrega 3 cucharaditas colmadas de té rooibos y 4 tazas de agua hirviendo. Añade la estevia para endulzar, si lo deseas, y deja reposar durante 10 minutos o más.

También se puede tomar frío.
Porciones: 4 tazas
Fuente: Laurel de Leo

TÉ ROOIBOS

Se ha demostrado que los antioxidantes del té rooibos incrementan la productividad de las enzimas desintoxicantes de carcinógenos, además de proteger las proteínas y las grasas celulares, así como el ADN. Su eficaz mezcla de antioxidantes e importantes minerales proporciona un estímulo al sistema inmunológico. El té rooibos alivia los retortijones estomacales de los pacientes con quimio. Rico en manganeso, fluoruro y calcio, el té rooibos favorece el crecimiento óseo durante el tratamiento.

Zumo verde 1

6 hojas de col rizada	½ limón pelado que conserve un poco de piel blanca
1 pepino	
4 tallos de apio	1 cucharadita de jengibre en polvo
2 manzanas verdes	

· · · · ·

Introduce todos los ingredientes en una batidora de vaso y mezcla bien.
Porciones: 1
Fuente: este y los otros tres zumos verdes son recetas de Joe Cross y Phil Staples que se utilizan en su programa *Reboot Your Life* (Reinicia tu vida).

APIO

El apio contiene unos compuestos llamados coumarinas que ayudan a impedir que los radicales dañen las células disminuyendo las mutaciones que incrementan la posibilidad de que las células se vuelvan cancerosas. Asimismo, las coumarinas aumentan la actividad de ciertos glóbulos blancos. Además, se ha demostrado que los compuestos del apio llamados acetilénicos detienen el crecimiento de las células tumorales.

Zumo verde 2

1 puñado de espinacas
3 tallos de col rizada
2 manzanas golden
1 puñadito de perejil

1 limón pelado que conserve un
    poco de piel blanca
1 pepino

· · · · ·

Introduce todos los ingredientes en una batidora de vaso y mezcla bien.

Porciones: 1

Zumo verde 3

2 tallos de apio
$1/2$ pepino
$1/2$ manzana
$1/2$ limón pelado que conserve un
    poco de piel blanca

1 cucharadita de jengibre en polvo
$1/2$ hoja de acelga verde
1 pequeño ramillete de cilantro
5 hojas de col rizada
1 puñado de espinacas

· · · · ·

Introduce todos los ingredientes en una batidora de vaso y mezcla bien.

Porciones: 1

Zumo verde 4

$1/2$ pera
$1/2$ manzana verde
1 puñado de espinacas
1 un puñadito de perejil
2 tallos de apio

$1/2$ pepino
1 cucharadita de jengibre en
    polvo o un trocito jengibre
    fresco
1 rodaja de papaya

· · · · ·

Introduce todos los ingredientes en una batidora de vaso y mezcla bien.

Porciones: 1

Batido de arándanos

1 taza de arándanos (frescos o congelados)
1 taza de leche de avena (véase la receta en página 109)
3 o 6 cubitos de hielo

· · · · ·

Introduce todos los ingredientes en una batidora de vaso y mezcla hasta lograr una consistencia uniforme. Si usas arándanos frescos, añade 3 cubitos de hielo más para una textura más fina.
Porciones: 1

ARÁNDANOS

Los arándanos son las grandes estrellas de la nutrición. Estos frutos contienen cantidades importantes de antocianina, un compuesto antioxidante que les da el color azul, morado y rojo a las frutas y verduras. Además de antocianina, los arándanos son una fuente excelente de vitamina K, que protege la salud de los huesos, así como una buena fuente de vitamina C y de manganeso, que eliminan los radicales libres. Asimismo, proporcionan una generosa cantidad de fibra para mantener el corazón sano y ayudar a desintoxicar.

Batido de fresa con nueces

1 taza de fresas (frescas o congeladas)
1 taza de leche (avena, arroz, almendra o semilla)
10 mitades de nueces
3-6 cubitos de hielo

· · · · ·

Coloca todos los ingredientes en la batidora de vaso y mezcla a velocidad media o alta durante 1-2 minutos. Ajusta la consistencia con más leche o cubitos de hielo.
Porciones: 1

Agua de lima o limón

1 limón o lima exprimidos
4 tazas de agua fría
8-10 cubitos de hielo (opcional)

· · · · ·

Pon todos los ingredientes en una jarra grande de agua y remueve. Es una bebida refrescante para tomar durante todo el día, y un desintoxicante excelente para el hígado.
    Porciones: 4

Agua de pepino

3 rodajas de pepino
4 tazas de agua
8-10 cubitos de hielo (opcional)

· · · · ·

Pon todos los ingredientes en una jarra grande y sirve.
    Porciones: 4

PEPINO
Los pepinos tienen valiosas propiedades antioxidantes, antiinflamatorias y anticancerígenas. Las sustancias de los extractos de pepino fresco ayudan a eliminar los radicales libres y a mejorar el nivel de antioxidantes, inhiben la actividad de las enzimas proinflamatorias e impiden la producción excesiva de óxido nítrico en situaciones en las que supondría un riesgo para la salud.

Té rooibos helado

2-3 cucharadas de hojitas de té rooibos en una bola infusora o utiliza 4 bolsitas de té

3 tazas de agua

5-10 cubitos de hielo

• • • • •

Calienta el agua y las hojas de té en una cacerola grande a fuego medio-alto. Cuando el agua hierva, cubre, baja el fuego y cuece a fuego lento durante 10-15 minutos. Enfría durante 30 minutos y vierte sobre hielo.

Porciones: 3

Té verde

2-3 cucharadas de té verde en una bola infusora

5 tazas de agua

• • • • •

Lleva el agua a un hervor y apaga el fuego. Añade la bola infusora con el té y cubre durante 3-5 minutos o más para un té más fuerte. Bébelo caliente o con hielo.

Porciones: 4

TÉ VERDE

El té verde ha sido llamado «té milagroso», y lleva más de 4.000 años utilizándose en China por sus considerables beneficios para la salud. La investigación demuestra que los bebedores habituales de té verde no contraen fácilmente infecciones bacterianas y víricas. El té verde estimula el sistema inmunológico. Se ha usado durante muchos años para tratar el cáncer, la artritis reumatoide, los niveles altos de colesterol, la enfermedad cardiovascular, la infección y los trastornos de la función inmunológica.

Batido de té verde, jengibre y fresa

1 taza de té verde
3-5 fresas, frescas o congeladas, sin el rabo
$1/2$ taza de leche de almendra o leche de avena
$1/2$ cucharadita de jengibre en polvo
2-5 cubitos de hielo

• • • • •

Pon todos los ingredientes en una batidora de vaso y mézclalos a velocidad media durante 1-3 minutos o hasta que la mezcla quede uniforme.
   Porciones: 2

Batido verde

1 taza de té verde
$1/2$ aguacate, pelado y sin semilla
$1/2$ cucharadita o más de alga espirulina
$1/2$ cucharadita de jengibre en polvo
2 cubitos de hielo

• • • • •

Mezcla todos los ingredientes en una batidora de vaso a velocidad alta hasta obtener una mezcla uniforme y cremosa.
   Porciones: 2

Batido de avena y moras

1/2 taza de moras congeladas o frescas
1/2 taza de avena cocida
1-1/2 taza de té rooibos

• • • • •

Mezcla todos los ingredientes en una batidora de vaso a velocidad alta hasta obtener una mezcla uniforme y cremosa.
   Porciones: 2

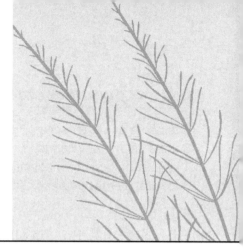

Sopas

- Sopa de guisantes condimentada
- Sopa de tomate fresco
- Sopa de setas y cebada
- Sopa de calabaza de invierno y lentejas rojas
- Sopa de calabaza y manzana
- Sopa de verduras y cebada
- Sopa sana de legumbres con col rizada
- Sopa de alubias blancas, calabaza y col rizada
- Guiso irlandés vegano
- Sopa de verduras vegana reconfortante
- Sopa vegetal de judías

Sopa de guisantes condimentada

2 tazas de guisantes secos
8 tazas de agua hirviendo
1 cebolla de tamaño mediano
3 (o más) dientes de ajo picados

2 calabacines, picados
1/2 taza de perejil picado
1 cucharadita de chili en polvo o
    una guindilla fresca

• • • • •

Hierve el agua. En una olla grande, añade los guisantes al agua hirviendo y cuece durante 30-45 minutos, o hasta que se ablanden. Agrega los restantes ingredientes y sigue cociendo hasta que las verduras estén tiernas. Añade más agua para ajustar la consistencia, si lo deseas.

Porciones: 3

CEBOLLAS

Son tantos y tan variados los beneficios de la cebolla para la salud que prácticamente haría falta todo un libro para tratarlos. Las propiedades antiinflamatorias de la cebolla son extraordinarias para los pacientes de cáncer. Además, las cebollas son excelentes también para la función cardiovascular y la salud en general. Las cebollas son baratas, pero valen su peso en oro.

Sopa de tomate fresco

1 cebolla grande picada
5 tomates maduros pequeños
    picados
1-1/2 taza de agua

1 cucharadita de perejil en polvo o
    su equivalente fresco
Una pizca de pimienta y sal

• • • • •

Mezcla todos los ingredientes en una olla grande. Cocina a fuego medio durante 15 minutos. Deja enfriar unos cuantos minutos. Bate con la batidora, recalienta y sirve.

Porciones: 2
Fuente: chooseveg.com

TOMATES

Varios estudios han demostrado que debido al elevado contenido en licopeno de los tomates, esta fruta roja (sí, técnicamente es una fruta) ayuda a disminuir las posibilidades de cáncer de próstata en los hombres y reduce la posibilidad de cáncer de estómago y cáncer colorrectal. El licopeno es considerado un antioxidante natural milagroso que puede ayudar a detener el crecimiento de las células cancerosas. Los tomates cocinados producen más licopeno que los crudos.

Sopa de setas y cebada

2 tazas de leche de arroz
2 cucharadas de harina de cebada
1 taza de cebada cocida
2 tazas de setas (shiitake, portobello, ostra) picadas
1-2 dientes de ajo finamente picados

1 cucharada de perejil
1/4 cucharadita de sal marina o sal rosa
Una pizca de cada una de las siguientes especias: mejorana, salvia, tomillo y eneldo

· · · · ·

Vierte en una batidora de vaso la leche de arroz y la harina de cebada. Mezcla a velocidad alta durante unos pocos segundos. Añade el perejil y mezcla a velocidad alta durante unos 10 segundos, o hasta que el perejil esté picado gruesamente.

Añade las setas con su líquido. Mézclalo sólo lo suficiente para picar gruesamente las setas.

Vierte la mezcla en una olla de tamaño mediano y añade los ingredientes restantes. Cocina a fuego medio, removiendo a menudo, durante 5 minutos, o hasta que la sopa esté caliente y algo espesa.

Porciones: 2

Fuente: *Alimentos que combaten el dolor* del doctor Neal Barnard. Receta de Jennifer Raymond, estudiante de medicina y dietista certificada.

SETAS

Las setas son una fuente excelente de potasio, un mineral que ayuda a reducir la presión arterial alta y el riesgo de infarto. Media seta portobello tiene incluso más potasio que un plátano o un vaso de zumo de naranja. Las setas shiitake se han venido utilizando durante siglos por los chinos y los japoneses para tratar los resfriados y la gripe. El lentinan, extraído del cuerpo frutal de las setas shiitake, estimula el sistema inmunológico, ayuda a combatir la infección y desarrolla una actividad antitumoral.

Sopa de calabaza de invierno y lentejas rojas

1 taza de lentejas rojas o guisantes amarillos

3-$\frac{1}{2}$ taza de agua

1 cebolla, picada

$\frac{1}{2}$ cucharadita de semillas de mostaza

$\frac{1}{2}$ cucharadita de cilantro

$\frac{1}{2}$ cucharadita de jengibre

$\frac{1}{4}$ cucharadita de canela

$\frac{1}{8}$ cucharadita de cayena

4 tazas de calabaza de invierno pelada y cortada en dados (cerca de 1 kg)

1 cucharada de jugo de limón

$\frac{1}{2}$ cucharadita de sal al gusto

• • • • •

Echa las lentejas y 2 tazas de agua fría en una olla y calienta hasta que hierva.

Cubre ligeramente y cuece hasta que las lentejas estén tiernas (unos 20 minutos).

Cuece la cebolla en $\frac{1}{2}$ taza de agua hasta que esté tierna y transparente, luego añade las especias, la 1-$\frac{1}{2}$ taza de agua restante y la calabaza cortada en dados. Cubre y cuece a fuego medio hasta que la calabaza esté tierna al pincharla con un tenedor (unos 15 minutos). Agrega el jugo de limón, las lentejas cocidas y sal al gusto.

Porciones: 3

Fuente: chooseveg.com

Sopa de calabaza y manzana

1 calabaza picada
2 o más dientes de ajo picados
2 manzanas verdes peladas y
    picadas

4 tazas de caldo de verduras
Sal y pimienta al gusto

• • • • •

En una sartén grande, cuece al vapor la calabaza, las manzanas y el ajo con 2 tazas de caldo de verduras durante 10-15 minutos, cubierta.

Cuando la calabaza, las manzanas y el ajo estén cocidos y blandos, deja enfriar durante unos cuantos minutos. A continuación, transfiere a una batidora de vaso y añade lentamente las 2 tazas restantes de caldo de verduras hasta que la sopa tenga una textura uniforme.

Sirve caliente. Adereza con una pizca de pimienta de cayena.

Porciones: 4

Fuente: adaptado de chooseveg.com

Sopa de verduras y cebada

2 cucharadas de aceite de oliva
2 cebollas peladas y picadas
2 zanahorias cortadas en dados
2 tallos de apio picado
8 tazas de agua
3 tomates grandes picados
1 cucharadita de sal

1 cucharadita de albahaca seca
$1/2$ cucharadita de tomillo seco
$1/2$ cucharadita de pimienta negra
1 taza de cebada perlada
2 tazas de judías verdes picadas
2 cucharadas de eneldo fresco
    picado

• • • • •

En una cazuela grande calienta aceite de oliva a fuego medio. Añade cebollas, zanahorias y apio, y rehoga hasta que los ingredientes estén blandos. Añade agua, tomates, sal, albahaca, tomillo y pimienta; lleva a ebullición.

Agrega la cebada. Baja el fuego y tapa. Cuece a fuego lento durante 1- ½ hora o hasta que la cebada esté tierna. Añade las judías verdes picadas durante los últimos 10 minutos de cocción. Aparta del fuego y agrega el eneldo. Sirve caliente.

Porciones: 4

Sopa sana de legumbres con col rizada

1 cucharada de aceite de oliva
8 dientes de ajo picados
1 cebolla amarilla mediana picada
4 tazas de col rizada cruda, desvenada, picada
4 tazas de caldo de verduras
3 tazas de legumbres cocidas (frijoles negros, alubias pintas, alubias blancas, lentejas, o mezclar las legumbres igualando la cantidad)
3 zanahorias cortadas en cuadritos
5 tomates cortados en dados
2 cucharaditas de aderezo italiano de hierbas
1 taza de perejil picado
Sal y pimienta al gusto

• • • • • •

Calienta el aceite de oliva en una cacerola grande y añade el ajo y la cebolla. Rehoga hasta que se ablanden y la cebolla esté transparente. Lava la col rizada, dejando unas gotitas de agua. Rehoga, removiendo, hasta que quede mustia y con un bonito color verde esmeralda (unos 15 minutos). Añade 3 tazas de caldo, 2 tazas de legumbres, todas las zanahorias, tomates, hierbas, sal y pimienta.

Cuece a fuego lento durante 5 minutos. En una batidora o procesadora de alimentos mezcla la taza reservada de legumbres y 1 taza de caldo hasta obtener una mezcla uniforme. Agrégala a la sopa para espesarla. Cuece a fuego lento durante 15 minutos más. Sirve caliente, adornada con perejil.

Porciones: 8
Fuente: food.com

Sopa de alubias blancas, calabaza y col rizada

450 g de alubias blancas secas
2 cebollas, picadas gruesamente
2 cucharadas de aceite de oliva
4 dientes de ajo picados
½ cucharadita de pimienta negra
½ calabaza pelada, sin semillas y
    cortada en dados de poco
    más de 1 cm
8 tazas de agua

1 cucharadita de sal
1 hoja de laurel
5 tazas de caldo de verdura
1 cucharadita de romero, picado
    finamente
450 g de col rizada, desvenada,
    cortada

• • • • •

Pon las alubias en remojo al menos durante 8 horas, cambiando el agua varias veces.

Luego cuécelas a fuego lento en bastante agua como para cubrirlas, durante unos 30 minutos, o hasta que estén a medio ablandar.

Rehoga las cebollas en aceite en una cazuela grande a fuego medio alto hasta que se ablanden, 4-5 minutos. Añade el ajo y cocina, removiendo, 1 minuto. Agrega las alubias, el caldo, 4 tazas de agua, sal, pimienta, la hoja de laurel y el romero y cuece a fuego lento sin tapar durante unos 20 minutos. Añade la calabaza y cuece a fuego lento otros 30 minutos hasta que las alubias y la calabaza estén tiernas. Agrega la col rizada y las 4 tazas restantes de agua y cuece a fuego lento sin tapar, hasta que la col esté tierna, de 12 a 15 minutos. Salpimenta la sopa y sirve.

Porciones: 6

Fuente: Jen Klien (sheknows.com), adaptada por el doctor Mike

Guiso irlandés vegano

4 tazas de caldo de verduras

2-3 tazas de judías verdes lavadas, con el extremo cortado, cortadas en trozos de 2,5 cm

2 tazas de anacardos

2 tazas de arroz integral cocido (o tu arroz o mezcla favorita de arroz; la mía consiste en ½ de arroz integral, ¼ de arroz salvaje y ¼ de lentejas)

½ taza de col fermentada con su jugo

½ taza de levadura nutricional

1 cucharada salsa de soja

1 cucharadita de jugo de limón

1 cucharadita de eneldo

Sal y pimienta al gusto

• • • • •

Hierve el caldo de verduras. Añade las judías verdes, cubre, baja el fuego y cuece a fuego lento durante 10 minutos. Coloca un colador sobre un cuenco grande y escurre las judías, reservando el caldo de verduras. Vierte el caldo de verduras en el vaso de una batidora junto a los anacardos y bátelo hasta conseguir una mezcla completamente uniforme.

Vierte la mezcla de caldo de verdura y anacardos en la olla, junto con las judías verdes y los ingredientes restantes. Ponlo a fuego lento hasta que se caliente.

Porciones: 4-6

Fuente: Patty «Sassy» Knutson (vegancoach.com)

Sopa de verduras vegana reconfortante

8 tazas de caldo de verduras

½ taza de cebada sin cocer

4 tomates picados

1 cebolla grande

3 tallos de apio

4 zanahorias grandes sin pelar y cortadas en rodajas

3 patatas rojas grandes sin pelar y troceadas

1 cucharadita de albahaca

1 cucharadita de romero

1 cucharadita de semillas de apio

1 cucharadita de jugo de limón

Sal marina y pimienta al gusto

• • • • •

Vierte el caldo de verdura en una olla grande y déjalo hervir a fuego lento. Añade cebada y cuécela mientras preparas el resto de las verduras. Agrega los tomates, la cebolla, el apio, los tomates y las patatas. Continúa hirviendo durante 40 minutos.

Cuando las verduras y la cebada estén tiernas, pon la albahaca, el romero y las semillas de apio. Aparta del fuego. Mientras se enfría, añade jugo de limón. Salpimenta al gusto.

Porciones: 6

Fuente: Patty «Sassy» Knutson (vegancoach.com)

CEBADA

La cebada es rica en fósforo, que es importante para el desarrollo y reparación del tejido humano. El fósforo tiene un componente vital de ácidos nucleicos, los elementos básicos del código genético. Una taza de cebada cocida nos proporciona el 23% del valor diario recomendado para el fósforo.

Sopa vegetal de judías

1 taza de zanahorias en dados
1 taza de calabacín en dados
3/4 taza de cebolla picada
1/2 taza de pimiento dulce rojo picado
1 cucharada de aceite de oliva
2 taza de caldo de verdura
1 taza de alubias rojas cocidas

1 taza de garbanzos cocidos
3-4 tomates frescos pelados y picados
4 cucharaditas de comino molido
$1/4$ cucharadita de pimienta de cayena
2 cucharadas de cilantro fresco picado

• • • • •

En una cazuela o en una olla de hierro grandes, rehoga las zanahorias, el calabacín, la cebolla, los tomates y el pimiento rojo en aceite hasta que queden tiernos, pero crujientes. Añade el caldo de verduras, las alubias, los garbanzos, el comino y la cayena; lleva a un hervor.

Baja el fuego; cocina a fuego lento, sin tapar, durante 30-35 minutos o hasta que las verduras estén tiernas, removiendo de vez en cuando. Al final, agrega el cilantro.

Porciones: 4-6

CALABACÍN

Como la fibra dietética favorece unos movimientos intestinales saludables y regulares, las elevadas cantidades de fibra del calabacín ayudan también a impedir que las toxinas carcinógenas se acumulen en el colon. Además, las vitaminas C y A, así como el folato que aparece en el calabacín, actúan como eficaces antioxidantes que combaten el estrés oxidativo que puede llevar a muchos tipos diferentes de cáncer. Las vitaminas C y A del calabacín no sólo sirven al cuerpo como potentes antioxidantes, sino también como agentes antiinflamatorios de gran eficacia.

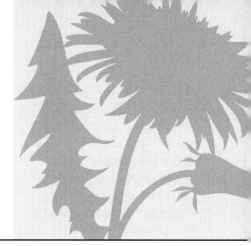

Primeros platos

- Guiso de tortilla de frijoles negros y calabacín
- Ensalada César clásica con gambas
- Tacos de pescado
- Garbanzos con jengibre y tomate
- Acelgas con garbanzos y tomates frescos
- Risotto de quinua con espárragos y setas
- Ensalada de setas shiitake
- Fideos de arroz con espárragos
- Sardinas asadas
- Ensalada de espinacas y gambas
- Ensalada de aguacate y gambas
- Ensalada de salmón asado
- Verduras al vapor con salsa de frijoles negros
- Chili vegetal con frijoles negros
- Gambas fritas
- Tacos de pescado con ensalada de col
- Estofado de otoño

Guiso de tortilla de frijoles negros y calabacín

1-1/2 cucharaditas de aceite de oliva virgen extra

1 taza de cebolla

2 dientes de ajo picados finamente

1 pimiento mediano rojo o amarillo

3 tomates

1-3 guindillas frescas desmenuzadas y sin semillas

2 cucharaditas de chile en polvo, al gusto

1 cucharadita de orégano seco

1 cucharadita de comino molido

1 cucharadita de cúrcuma en polvo

2 tazas de frijoles negros cocidos y escurridos

2 calabacines medianos picados finamente

12 tortillas de maíz en trocitos

1 huevo batido

• • • • •

Precalienta el horno a 200 grados. Calienta el aceite en una cacerola grande. Rehoga el ajo y la cebolla hasta que quede transparente. Añade el pimiento rojo o amarillo y sigue rehogando hasta que se ablande y las cebollas se doren. Agrega los tomates y las especias, los frijoles y los calabacines. Deja cocer a fuego medio durante 5 minutos. Añade los trozos de tortillas y el huevo batido a los frijoles cocidos y la mezcla de verduras. Mezcla bien y coloca en una cazuela de 23 x 33 cm o en una cazuela redonda con capacidad para 8 tazas (1,89 litro). Hornea durante 15-20 minutos y deja enfriar y reposar durante 5 minutos.

Sirve caliente.

Porciones: 3-4

Fuente: adaptada de *The Vegetarian Family Cookbook* (El libro de cocina vegetariana familiar) de Nava Atlas (Nueva York: Clarkson Potter, 2004)

Ensalada César clásica con gambas

680 g de gambas grandes sin cocinar (24-28), peladas y desvenadas

1 cucharadita de sal marina

1 cabeza de lechuga romana

$1/2$ taza de queso parmesano

4 filetes de anchoa en aceite

Salsa César

$1/4$ taza de queso parmesano, rallado

4 filetes de anchoa

2 yemas de huevo

$1/4$ cucharadita de sal al gusto

$1/4$ cucharadita de pimienta al gusto

1 limón, jugo y cáscara rallada

$1/2$ taza de aceite de oliva virgen extra

2 dientes de ajo

• • • • •

Desecha las hojas exteriores de la lechuga romana, lava y seca las interiores y pártelas por la mitad.

Llena de agua una olla grande. Llévala a un hervor a fuego medio alto. Añade las gambas y la sal. Cuece hasta que las gambas estén opacas, unos 2 o 3 minutos. Saca una gamba de la olla, córtala por el centro para comprobar que está completamente opaca. Retira las gambas. Colócalas en agua fría para detener el proceso de cocción. Sécalas.

Prepara el aderezo: en una batidora, mezcla las yemas, el ajo y las anchoas formando una pasta. Añade los ingredientes restantes, excepto el aceite de oliva. Bate durante unos pocos segundos. Agrega lentamente el aceite de oliva hasta que el aderezo sea grueso y cremoso. Añade más o menos aceite de oliva dependiendo de la consistencia deseada.

En una ensaladera grande vierte el aderezo sobre la lechuga y mezcla bien. Pon ahora la mitad del queso parmesano. Vuelve a mezclar. Coloca la ensalada en cuatro platos llanos. Distribuye las gambas uniformemente sobre la ensalada. Esparce el parmesano restante. Pon una anchoa en el centro de cada ensalada. Sirve.

Porciones: 4

Fuente: Jessica Strand, de su libro *Salad Dressings* (Aderezos para ensaldas) (San Francisco, Chronicle Books, 2007)

Tacos de pescado

4 filetes de tilapia
1/4 cebolla roja cortada finamente
2 cucharadas de aceite de coco
1/2 cucharadita de comino en polvo
1/2 cucharadita de orégano seco

2 limas cortadas por la mitad
8 tortillas de maíz
8 cucharadas de salsa Garden Fresh (véase la receta en página 149)

. . . . .

Precalienta un horno de gas o eléctrico a temperatura media. En un cuenco grande, mezcla bien el aceite de coco y las especias. Pon el pescado en el cuenco y cúbrelo bien por todos los lados, o usa una brocha para untar. Coloca el pescado en el horno caliente y cocina aproximadamente durante 2 minutos por cada lado. Saca un filete y córtalo a lo largo justo por el centro para comprobar que ofrece una consistencia blanca y escamosa. Calienta en el horno las tortillas de maíz.

Prepara el taco: empieza con una tortilla caliente, añade tiras de pescado, cebolla en trocitos, salsa Garden Fresh y unas gotas de lima. Sirve con ensalada verde o con germinados.

Porciones: 4

Garbanzos con jengibre y tomate

1 cebolla picada
4 tomates picados
2 taza de garbanzos cocidos
1 cucharada de aceite de oliva virgen extra
2 cucharadas de jengibre rallado

1/4 cucharadita de cúrcuma
1 cucharadita de comino
1 cucharadita de canela
2 cucharadas de cilantro picado
Sal y pimienta al gusto

. . . . .

Rehoga las cebollas, el jengibre y el tomate en aceite hasta que el tomate esté jugoso (unos 10 minutos). Añade las legumbres y las especias. Remueve y cuece a fuego lento durante 5-10 minutos para mezclar los sabores. Sazona al gusto con sal y pimienta. Adereza con cilantro.

Porciones: 4

Fuente: Vegan Dinner Recipes (vegkitchen.com)

GARBANZOS

Para los pacientes con quimio los garbanzos son una fuente excelente de fibra, que es útil para expulsar del cuerpo las toxinas. Los garbanzos ofrecen un buen suministro de magnesio y ácido fólico. Además, en los garbanzos se encuentra el molibdeno, un oligoelemento necesario para el mecanismo mediante el cual el cuerpo se desintoxica de sulfitos, un conservante que normalmente está presente en el vino y en los fiambres.

Acelgas con garbanzos y tomates frescos

2 cucharadas de aceite de oliva
1 chalota picada
2 cebollas verdes picadas
½ taza de garbanzos, cocidos
1 manojo de acelgas rojas
    escurridas y cortadas

1 tomate, picado
Jugo de ½ limón
Sal marina al gusto
Pimienta negra al gusto

• • • • •

Calienta aceite de oliva en una sartén grande. Agrega la chalota y las cebollas verdes; cocina y remueve durante 3-5 minutos o hasta que estén tiernas y fragantes. Agrega los garbanzos y sazona con sal y pimienta; cocina hasta que estén calientes. Añade las acelgas y cocínalas hasta que estén bien cocidas. Agrega el tomate, vierte jugo de limón sobre la verdura y calienta. Sirve en platos y sazona con sal y pimienta al gusto.

Porciones: 2

Risotto de quinua con espárragos y setas

4 tazas de caldo de verduras
1 taza de setas laminadas
1 taza de quinua seca
1 manojo de espárragos
Sal al gusto
1 cebolla pequeña amarilla o blanca

1 cucharada de aceite de oliva
2 cucharadas de jugo de limón
1 cucharada de mantequilla de origen vegetal como Earth Balance o mantequilla de ajo, (véase) página 155.

· · · · ·

Empieza por verter el caldo de verduras en una olla y llevarlo a ebullición. Tener caldo o consomé caliente es un paso importante para hacer el risotto. A continuación, corta en daditos la cebolla y rehógala junto con las setas laminadas en aceite de oliva a fuego medio. En este caso es preferible usar cazuelas inoxidables, en lugar de las que tienen revestimiento antiadherente. Se trata de conseguir que las cebollas y las setas se peguen ligeramente en la base de la olla creando una capa oscura.

Una vez que la cebolla y las setas se hayan dorado, añade la quinua y remueve para que se cubra de aceite de oliva. Sigue removiendo y cocina a fuego medio alto durante unos 3 minutos, lo suficiente para que la quinua se cubra bien de aceite y se tueste un poco.

Añade 2 cucharadas de jugo de limón para disolver la grasa del fondo de la olla, y a continuación empieza a verter el caldo de verduras caliente a la quinua cucharón a cucharón.

Ve añadiendo el caldo sin dejar de remover continuamente a fuego medio hasta que se haya absorbido la mayor parte del líquido. Una vez absorbido, agrega otro cucharón lleno de caldo y continúa haciéndolo durante 25-30 minutos en total, o hasta que la quinua esté cocida y el risotto quede cremoso. Mientras vas agregando el caldo y removiendo la mezcla, corta espárragos en trocitos que se puedan comer de un solo bocado. ¡Asegúrate de quitarles los extremos duros! Cuando te queden 3 o 4 cucharones de caldo, añade los espárragos a la olla y remueve para que se mezcle y se cueza bien. Sigue cociendo y removiendo hasta que se haya absorbido casi todo el líquido. Termina añadiendo 1 cucharada de Earth Balance para darle un toque final de cremosidad y sazona con sal al gusto.

Porciones: 4

Ensalada de setas shiitake

115 g de setas shiitake laminadas y con el tallo recortado

1 ½ cucharadita de aceite de oliva

4-5 tazas de ensalada variada

½ taza de judías verdes cortadas en tiras finas

⅓ taza de zanahorias cortadas en tiras finas

⅓ taza de pimientos dulces rojos cortados finamente

3 cucharadas de nueces picadas

Aderezo

1 cucharada de vinagre de vino tinto o de vinagre de sidra de manzana

3 cucharadas de aceite de oliva

1 diente de ajo machacado

Sal y pimienta al gusto

· · · · · ·

Rehogar las setas shiitake en 1 ½ cucharada de aceite de oliva a fuego medio hasta que estén doradas. Apartar del fuego y reservar tapadas para que se hagan al vapor.

Para hacer el aderezo, mezclar vinagre, ajo, sal y pimienta y añadir aceite de oliva lentamente.

En una ensaladera mediana agregar judías, nueces, setas y pimientos rojos con el aderezo y cubrirlas. Mezclar con la ensalada y las zanahorias. Servir.

Porciones: 4

ZANAHORIAS

Las zanahorias son una fuente extraordinaria del fitonutriente (antioxidante y estimulante del sistema inmunológico, además de otras propiedades para la salud) betacaroteno.

Asimismo, las zanahorias son una fuente excelente de vitamina A y de vitamina C, que refuerza el sistema inmunológico; de vitamina K, necesaria para el desarrollo de los huesos; de fibra dietética buena para el corazón; y de potasio.

Fideos de arroz con espárragos

170 g de fideos de arroz normales o finos

2 cucharaditas de aceite de sésamo

2 huevos grandes (opcional)

1/4 cucharadita de pimienta blanca o negra

2 tazas de espárragos en trocitos del tamaño de un bocado y con las puntas recortadas

2 tazas de guisantes mollar o tirabeques cortados a lo largo y con las puntas recortadas

3 dientes de ajo picados

3/4 taza de caldo de verdura

2 cucharaditas de salsa sriracha o aceite de guindilla (opcional)

3 cebollas verdes cortadas finamente

• • • • •

Pon en remojo fideos de arroz en un cuenco grande con agua caliente durante 8 minutos. Escurre bien. En una sartén grande a fuego medio alto, añade 1 cucharadita de aceite de sésamo y dos huevos, agua y pimienta. Bate los huevos hasta que queden revueltos, pero no demasiado hechos. Tapa y aparta. En un wok o en una sartén grande, fríe en aceite de sésamo los espárragos, los guisantes mollares y el ajo durante 3-5 minutos a fuego medio. Añade sriracha o aceite de guindilla para cocer al vapor. Deja que el líquido se absorba. Agrega los huevos revueltos, la cebolla verde y los fideos de arroz. Mezcla. Cubre durante 1 minuto y sirve.

Porciones: 4

GUISANTE MOLLAR O TIRABEQUE

El guisante mollar es extraordinariamente saludable para añadirlo a los platos y para comerlo solo, ya que los nutrientes saludables que contiene son muy nutritivos. Los nutrientes del guisante mollar son fibra, hidratos de carbono, proteínas, vitaminas A y C, grasas sanas, hierro, potasio, magnesio, ácido fólico y antioxidantes. Estos nutrientes tienen la capacidad de aliviar y prevenir la inflamación, los cánceres, las enfermedades oculares y los problemas digestivos.

Sardinas asadas

8-10 sardinas enteras, frescas o
    congeladas, limpias (destripadas)
Mezcla para la salsa seca
1 cucharadita de ajo en polvo
3/4 cucharadita de cúrcuma
1 cucharadita de sal
1 cucharadita de fécula de maíz
1/2 cucharadita de pimienta de
    cayena

1/2 cucharadita de pimienta negra
Salsa
3 cucharadas de aceite de coco
1 cucharada de leche de coco
1/4 taza de cilantro fresco picado
2 cucharadas de caldo de verduras
3-4 cucharadas de jugo de lima
2 dientes de ajo picado

• • • • •

Unta ligeramente de aceite la parrilla con un poco de aceite para impedir que se pegue el pescado.

Para hacer la salsa seca de barbacoa, mezcla todos los ingredientes de la salsa en un pequeño bol. Si las sardinas están ya limpias y preparadas, sáltate este paso. Si no, haz un corte a lo largo de la parte inferior del pescado y extrae los intestinos y las entrañas (simplemente introduce el dedo y pásalo a lo largo del corte). Enjuaga y aparta el pescado para dejar que se seque.

Coloca las sardinas preparadas en una bandeja o en una cazuela larga para que queden planas. Rocía con 1 cucharada de aceite vegetal esparciéndolo sobre el pescado. Extiende la salsa de barbacoa en polvo sobre toda la superficie del pescado. Espolvorea sobre cada sardina, hasta lograr un color amarillo dorado. Esparce el polvo de salsa que quede sobre el pescado y apártalo para dejarlo marinar hasta que el horno esté caliente (al menos 10 minutos).

Para hacer la salsa: coloca los ingredientes en una olla o cazuela pequeñas. Calienta a fuego medio para extraerles todo el sabor. Sazona al gusto.

Asa las sardinas hasta que estén hechas, aproximadamente de 5 a 8 minutos por cada lado. Cuando estén hechas, tendrán un aspecto dorado y la piel estará crujiente.

Porciones: 4

Ensalada de espinacas y gambas

2 cucharadas de leche de almendras
2 cucharadas de aceite de oliva
Jugo y ralladura de 1 limón
280 g hojas de espinacas limpias
340 g gambas de tamaño mediano cocidas

1/2 cebolla roja en cuadraditos
1 manzana verde ácida pelada, sin semillas y en cortada en dados
1/3 taza de nueces partidas
1/4 taza de perejil picado
Sal y pimienta al gusto

• • • • •

Bate la leche de almendras, el aceite de oliva, el jugo y la ralladura fina de 1 limón, y añade sal y pimienta al gusto. Mezcla las espinacas, las gambas, la cebolla roja, la manzana, las nueces y el perejil.

Porciones: 3

Ensalada de aguacate y gambas

450 g de gambas cocidas, desvenadas, peladas y cortadas en cubitos
1 aguacate grande
Ensalada variada
3 cucharadas de aceite de oliva
2 cucharadas de vinagre de vino blanco
1 cucharadita de mostaza de Dijon

1/2 jugo de limón
1 cucharada de salsa de guindilla
1/2 diente de ajo picado
2 cucharada de eneldo fresco picado finamente
2 cucharadas de cebollino fresco picado finamente
Sal y pimienta al gusto

• • • • •

En una ensaladera grande bate todos los ingredientes, excepto las gambas, el aguacate y la ensalada variada. Añade las gambas y el aguacate, y mezcla ligeramente.

Sazona al gusto. Cubre y enfría hasta que esté lista para servir. Sirve sobre un lecho de ensalada variada.

Porciones: 4

Ensalada de salmón asado

4 filetes de salmón medianos o pequeños
1 cucharada de aceite orgánico de coco
1 cucharadita de jugo de limón
1 cucharadita de eneldo (fresco o seco)
Unas gotas de tabasco o de alguna otra salsa picante

Pimienta negra recién molida
1 bolsa de ensalada orgánica variada

Aderezo

5 fresas sin rabo
2 cucharadas de aceite de oliva

• • • • •

Pon aceite orgánico de coco, jugo de limón, eneldo, pimienta negra y tabasco en un bol grande. Mezcla bien. Cubre el salmón con la mezcla y asa a fuego medio en una parrilla o en el horno a 175 grados durante 15 minutos o hasta que esté bien hecho por dentro.

Prepara el aderezo poniendo todos los ingredientes en una batidora y mezclándolos bien. Añade agua para diluir o más fresas para espesar.

En una ensaladera grande, pon la ensalada variada y el aderezo. Mezcla suavemente para cubrir por completo la ensalada. Por último, añade el salmón asado.

Porciones: 4

Verduras al vapor con salsa de frijoles negros

2 cabezas medianas de brócoli picadas
1 cebolla picada
30 judías verdes cortadas y picadas
3 calabacines picados
1 taza de agua

Salsa de frijoles
1 taza de frijoles negros cocidos
$\frac{1}{2}$ taza de agua o caldo de verduras
$\frac{1}{2}$ diente de ajo pelado y picado
$\frac{1}{2}$ cucharadita de comino en polvo
Sal y pimienta al gusto

• • • • •

En una sartén grande añade brócoli, cebollas y agua. Cubre y cuece al vapor a fuego medio durante 4 minutos o hasta que el brócoli adquiera un color verde brillante. Añade las judías verdes y los calabacines. Cubre, apaga el fuego y déjalo reposar durante 3 o 4 minutos.

Tritura todos los ingredientes para la salsa de frijoles con una batidora hasta obtener una mezcla uniforme. Se puede añadir agua o caldo de verduras para diluir la salsa. Escurre las verduras cocidas al vapor y cúbrelas con la salsa de frijoles. Mezcla suavemente. Sirve caliente.

Porciones: 4

COMINO

El comino es un antioxidante natural que ayuda a combatir el cáncer de hígado, mejora la digestión y fortalece el sistema inmunológico. En un estudio se demostró que impedía que los animales de laboratorio desarrollaran tumores de estómago o de hígado. Este efecto protector contra el cáncer podría deberse a la potente capacidad del comino para eliminar radicales libres, así como a la capacidad que ha mostrado para estimular las enzimas desintoxicantes del hígado.

Chili vegetal con frijoles negros

2 cebollas medianas, picadas

4 dientes de ajo picados

1-1/2 taza de brotes de judías

2 taza de frijoles negros cocidos

5 tomates medianos

2 calabacines mediano

1/2 taza de chili chipotle* (sin semillas)

2 cucharaditas de comino

2 cucharaditas de cúrcuma

1 cucharada de aceite de oliva virgen extra

Sal y pimienta al gusto

Aguacate en rodajas

• • • • •

*Guindillas secas ahumadas. (N.del T.)

Rehoga ligeramente la cebolla y el ajo en aceite de oliva. Añade tomate y calabacín, y cocina durante 20 minutos, removiendo de vez en cuando. Agrega frijoles, guindillas, especias y cocina durante 5 minutos. Añade brotes de judías, sal y pimienta. Adereza con rodajas de aguacate. Sirve con tortillas de maíz.

Porciones: 4-5

La guindilla contiene capsaicina, que es la sustancia que le da su picor característico. La Organización Mundial de la Salud afirma que en países en los que las dietas son tradicionalmente ricas en capsaicina los índices de fallecimiento por cáncer son significativamente más bajos que en los que hay menos consumo de esta sustancia.

Se ha comprobado que la capsaicina inhibe preferentemente el crecimiento de células de cáncer en los estudios realizados en laboratorios.

Gambas fritas

10 gambas medianas peladas y desvenadas

1 o 2 calabacines amarillos en rodajas

1 o 2 cabezas de brócoli picadas

1 taza de brotes de judías

1 cebolla mediana picada

1 taza de guisantes mollares o tirabeques

$1/_2$ taza de frijoles negros cocidos (opcional)

1 tallo de apio picado

2 cucharadas de raíz de jengibre fresco picado

Pimienta de cayena al gusto

1 taza de agua

• • • • •

En un wok o en una sartén grande, pon agua y llévala a ebullición. Añade las verduras una a una, removiendo. Cocina durante 5 minutos, hasta que las verduras estén tiernas. Incorpora las gambas y déjalas cocer al vapor durante 5 minutos más. Añade jengibre y pimienta de cayena. Sirve sobre arroz al curry, arroz integral o fideos de arroz.

Porciones: 2-3

GAMBAS

Las gambas son una fuente rica en selenio, un oligoelemento que ayuda a neutralizar los efectos de los radicales libres, que se asocian al cáncer y a otras enfermedades degenerativas. Es una fuente excelente de proteína baja en grasas; en 113g de gambas hay alrededor de 23,7 g de proteínas. Sus propiedades antiinflamatorias ayudan a la recuperación del cáncer. Además, los ácidos grasos omega 3 presentes en las gambas ayudan a frenar el desarrollo de los tumores cancerígenos.

Tacos de pescado con ensalada de col

12 tortillas de maíz pequeñas
3 cucharadas de aceite de oliva
3 cucharadas de jugo de lima
½ taza de cilantro fresco, picado
⅔ tazas de col cortada finamente, mezcla de variedades roja y blanca
3 cebollas verdes cortadas finamente
1 cebolla roja pequeña cortada finamente

1 tomate grande picado
450 g de filetes de tilapia
3 dientes de ajo picados
1 cucharadita de comino picado
¼ cucharadita de sal
¼ cucharadita de pimienta recién molida
Aceite de oliva en aerosol
6 gajos de lima como guarnición
Salsa picante (opcional)

· · · · ·

Precalienta el horno a 150 grados.

Coloca las tortillas en una bandeja para hornear. Cuando el horno haya alcanzado la temperatura adecuada, introduce las tortillas para calentarlas. (Esto también se puede hacer en una parrilla mientras el pescado se está cocinando.)

Para hacer la ensalada de col, mezcla 2 cucharadas de aceite, 2 cucharadas de jugo de lima, ¼ taza de cilantro, col, cebolla verde, cebolla roja y tomate cortado a dados en un bol y resérvalo.

Sazona el pescado con ajo, comino, sal, pimienta, el aceite y el cilantro restantes, y con 1 cucharada de jugo de lima. Calienta una parrilla o una sartén a fuego medio alto. Rocíala con el aerosol de aceite. Coloca el pescado en la parrilla o sartén, con cuidado para darle una sola vuelta para que no se deshaga. Hazlo a fuego medio alto durante 4 minutos por el primer lado y luego unos 2 minutos por el otro. Déjalo reposar en un plato grande durante unos 5 minutos.

Deshazlo cuidadosamente en trocitos de aproximadamente 2,5 cm. Enrolla los tacos colocando en cada tortilla el pescado y luego la ensalada de col. Sirve de inmediato con gajos de lima y salsa picante, si lo deseas.

Porciones: 6

Fuente: American Institute for Cancer Research (http://www.aicr.org)

Estofado de otoño

1-$\frac{1}{2}$ taza de agua o de caldo de verduras
1 cebolla picada
1 pimiento dulce rojo en dados
4 dientes de ajo grandes picados
4 tazas de calabaza kabocha o de otra calabaza de invierno
3 tomates picados

1-$\frac{1}{2}$ cucharaditas de guindilla en polvo
$\frac{1}{2}$ cucharadita de comino
$\frac{1}{4}$ cucharadita de pimienta negra
1 taza de alubias rojas cocidas
1-$\frac{1}{2}$ taza de maíz fresco o congelado

• • • • •

Calienta $\frac{1}{2}$ taza de agua en una olla grande y luego añade la cebolla, el pimiento dulce y el ajo. Cuece a fuego lento hasta que la cebolla esté transparente y la mayoría del agua se evapore.

Parte la calabaza por la mitad y saca las semillas, luego pélala y córtala en cubitos de aproximadamente 1 cm. Añade los cubitos a la mezcla de la cebolla, junto con los tomates picados, la taza restante de agua, orégano, guindilla en polvo, comino y pimienta.

Cubre y cuece a fuego lento hasta que la calabaza esté tierna al pincharla con un tenedor (unos 20 minutos), y luego incorpora las alubias rojas con su líquido y el maíz. Cuece durante 5 minutos más.

Porciones: 5-6

Fuente: adaptado de chooseveg.com

ALUBIAS ROJAS

El manganeso, que abunda en las alubias rojas, es uno de los antioxidantes que proporcionan estas legumbres. Se ha demostrado que la vitamina K de las alubias rojas protege las células del estrés oxidativo, ayudando a sanar del cáncer. Además, su contenido en vitamina K ofrece beneficios extraordinarios para el cerebro y el sistema nervioso. Las alubias rojas son también una buena fuente de tiamina, que es vital para las neuronas y la función cognitiva.

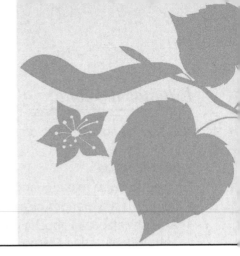

Guarniciones

- Guacamole
- Arroz integral al curry
- Receta de hinojo a la brasa
- Col al vapor con alcaravea
- Brócoli con jengibre y sésamo
- Receta de chayote con tomate y guindillas verdes
- Pico de Gallo
- Quinua con salsa de tahini al ajillo
- Fideos de arroz con pesto de nueces
- Brócoli al sésamo
- Col rizada salteada
- Arroz Biryani
- Coles de Bruselas asadas con hinojo y setas shiitake
- Batatas «fritas» al horno
- Ensalada sabrosa de tabulé
- Tabulé de quinua
- Ensalada de setas y brócoli

Guacamole

3 aguacates maduros pelados, sin semilla y machacados

1 lima exprimida

1 cucharadita de sal

½ taza de cebolla en cuadritos

3 cucharadas de cilantro fresco picado

¼ cucharada de comino molido

2 tomates pera en daditos

1 cucharada de ajo picado

1 pizca de pimienta de cayena (opcional)

• • • • •

En un bol de tamaño mediano, mezcla los aguacates hechos puré, el jugo de limón y la sal. Añade cebolla, cilantro, tomates, comino y ajo. Agrega pimienta de cayena. Refrigera durante una hora para obtener un mejor sabor o sirve inmediatamente.

Porciones: 4

AGUACATE

El aguacate es rico en ácidos grasos esenciales, que aportan un beneficio extraordinario a la salud de los enfermos sometidos a quimioterapia. Asimismo, es una fuente excelente de fibra, potasio y varias vitaminas más, entre ellas la B6 y la C. Tiene altas propiedades antioxidantes y antiinflamatorias. La investigación demuestra que el aguacate ayuda selectivamente a la destrucción de células cancerosas, al tiempo que apoya a las células sanas.

Arroz integral al curry

1 taza de arroz integral de grano corto o largo

1-½ taza de agua

1 cucharadita de polvo de curry

1 cucharada de pasas marrones (opcional)

• • • • •

Pon el agua en una olla y cuando esté caliente añade el arroz. Deja que cueza 20 minutos.

Agrega el polvo de curry y las pasas, tapa y deja cocer a fuego lento durante otros 10 minutos.

Apaga el fuego y, sin destapar la olla, deja que el arroz reposa durante otros 10 minutos.

NOTA: este es un plato que puedes preparar de antemano en mayor cantidad y conservar en el frigorífico. Para servir caliente al día siguiente, hierve ½ taza de agua y añade el arroz frío.

Porciones: 4

POLVO DE CURRY

La cúrcuma, uno de los ingredientes principales del polvo de curry, reduce el riesgo de desarrollar cáncer de próstata, pecho, piel y colorrectal, posiblemente debido a sus propiedades antioxidantes. Asimismo, puede disminuir la velocidad a la que progresan estos cánceres. Otros ingredientes del curry, como la guindilla en polvo e incluso la curcumina, son beneficiosos para estimular la inmunidad.

Receta de hinojo a la brasa

2 bulbos grandes de hinojo
2 cucharadas de aceite de oliva
1 cucharadita de sal marina o sal rosada
½ cucharadita de anís en polvo

½ taza de caldo de verdura
2 cucharadas de hojas de hinojo picadas
Ralladura de 1 naranja
½ limón o lima exprimidos

• • • • •

Corta la parte superior de los bulbos de hinojo, pica 2 cucharadas de hojas y resérvalas. Corta los bulbos de hinojo por la mitad, a lo largo, atravesando el corazón. Corta cada mitad a lo largo en cuartos (deberías sacar ocho trozos de cada bulbo de hinojo), dejando algo del corazón para que los trozos no se deshagan al cocinarlos. Colócalos formando una sola capa en una sartén grande y caliéntalos a fuego medio-alto.

Baja el fuego a medio y cocina los trozos de hinojo sin moverlos durante al menos 2 minutos. Sazónalos con sal. Cocina durante unos pocos minutos por cada lado (el truco consiste en evitar que se separen… ¡Buena suerte!).

Añade el caldo y el anís. Lleva el líquido a ebullición a continuación baja el fuego, cubre la sartén y cuece a fuego lento durante 5 minutos. Adereza con ralladura y unas gotas de limón (o de lima). Tapa para que se haga al vapor durante 2 minutos. Sirve caliente.

Porciones: 4

Fuente: simplyrecipes.com

Col al vapor con alcaravea

1 cabeza de col (roja o verde) picada

3 cucharadas de aceite de oliva virgen extra

1 cucharadita de semillas de alcaravea

½ cucharadita de semillas de apio

1-½ cucharaditas de sal

½ cucharadita de pimienta negra

* * * * *

En una olla grande, lleva el agua con sal al punto de ebullición. Añade la col. Cocina durante 90 segundos y escurre el agua. Vuelve a poner la col en la olla grande y agrega aceite de oliva, semillas de alcaravea, semillas de apio, pimienta negra y sal al gusto. Mezcla y sirve caliente.

Porciones: 4-6

Brócoli con jengibre y sésamo

1 cucharada de semillas de sésamo

½ taza de caldo de verduras

1 cucharada de aceite de sésamo oscuro.

1 cucharada de aceite orgánico de coco

450 g de cogollos de brócoli picados

2 o 3 dientes de ajo picados finamente

1 cucharada de jengibre fresco picado finamente

* * * * *

Vierte el caldo y el aceite de sésamo oscuro en un bol pequeño y reserva. En una sartén grande con tapa, funde aceite de coco a fuego medio. Añade los cogollos de brócoli, rehoga y remueve durante un minuto. Agrega el jengibre y el ajo. Incorpora la mezcla de caldo de verduras a la sartén. Cuando hierva, reduce el fuego y tapa. Deja cocer durante 2 o 3 minutos, hasta que el brócoli esté tierno y con un color verde brillante. Adorna con semillas de sésamo.

Porciones: 4

Fuente: simplyrecipes.com

BRÓCOLI

La combinación de componentes antioxidantes, antiinflamatorios y favorecedores de la desintoxicación que presenta el brócoli lo convierte en un alimento único para la prevención del cáncer. Las nuevas investigaciones han demostrado fehacientemente que el riesgo de cáncer en varios sistemas orgánicos está relacionado con la combinación de la inflamación, el estrés oxidativo y la desintoxicación tres problemas que los ricos nutrientes que contiene el brócoli tratan directamente.

Receta de chayote con tomate y guindillas verdes

3 chayotes pelados y picados

3 tomates picados

2 dientes de ajo picados finamente

1 cucharada de aceite de oliva

½ cebolla roja o amarilla

1 guindilla verde grande (sin tallo ni semillas) picada

¼ taza de agua

¼ taza de cilantro picado

1 pizca de pimienta de cayena

Sal al gusto

· · · · ·

En una sartén grande, rehoga la cebolla en aceite de oliva hasta que esté ligeramente dorada. Luego añade ajo, tomate, chayote, guindilla verde, agua y pimienta de cayena. Cuece a fuego lento durante 10 minutos, removiendo de vez en cuando para que no se queme. Aparta del fuego y sirve con cilantro.

Porciones: 4

CHAYOTE

El chayote, conocido también como «pera vegetal», está relacionado con el calabacín, el pepino y el melón, y en cierto modo su sabor combina estos tres sabores. Es un ingrediente fundamental de la comida mexicana y costarricense, rico en vitamina C, bajo en calorías y una buena fuente de fibra. Puede comerse crudo o cocinado, y como el calabacín, al horno, asado, salteado, al vapor o en puré. Como la piel puede ser dura (crecen bien en entornos muy luminosos y cálidos), es mejor comerlo pelado.

Pico de Gallo

6 tomates pera en daditos
½ cebolla roja picada
3 cucharadas de cilantro fresco picado
½ guindilla jalapeña sin semillas y picada

½ lima exprimida
2 dientes de ajo picados
1 pizca de comino molido
Sal y pimienta negra molida al gusto

· · · · ·

En un cuenco, mezcla tomate, cebolla, cilantro, guindilla jalapeña, jugo de limón, ajo, comino, sal y pimienta.

Refrigera al menos 3 horas antes de servir para dejar que los sabores se fundan.

Usa como salsa para untar o como guarnición para huevos, legumbres u otros alimentos.

Porciones: 10-12

CILANTRO

Esta hierba y sus semillas tienen potentes propiedades antiinflamatorias que ayudan a aliviar los síntomas de la artritis, incrementar el colesterol HDL (el colesterol bueno) y reducir el colesterol LDL (el colesterol malo), además de ayudar a reducir la sensación de náuseas. El cilantro es una fuente excelente de hierro y magnesio. Alivia la diarrea, favorece el funcionamiento saludable del hígado y desinfecta y desintoxica el cuerpo. Además, contiene propiedades que estimulan la inmunidad.

Quinua con salsa de tahini al ajillo

2-1/4 tazas de caldo de verduras o agua

1-1/2 taza de quinua

1 manojo de espinacas frescas cortadas gruesamente

1/3 taza de tahini

1 o 2 dientes de ajo, picado

2 cucharadas de jugo fresco de limón

1/4 cucharadita de sal marina, o al gusto

• • • • •

Hierve el caldo de verduras o el agua, añade quinua, tapa y cuece a fuego lento durante 10-15 minutos. Apaga el fuego y mantén la olla cubierta durante 5 minutos más. Incorpora las espinacas a la quinua que se está haciendo al vapor y cubre durante 4 minutos.

Vierte el tahini en un bol pequeño. Agrega ajo picado, jugo de limón y sal. Añade gradualmente 2 o 3 cucharadas (o más si es necesario) de agua caliente hasta que se vuelva una salsa cremosa. Sirve la quinua y las espinacas aderezadas con salsa de tahini.

Porciones: 4

Fuente: vegancoach.com

QUINUA

Aunque nos referimos a ella como un cereal, en realidad la quinua es la semilla de una verdura que tiene relación con las acelgas, las espinacas y la remolacha. Contiene proteínas de una gran calidad con nueve aminoácidos esenciales, un equilibrio proteínico parecido al de la leche. Es una gran fuente de riboflavina y fomenta el entorno alcalino de una manera como mínimo comparable con el arroz salvaje, el amaranto y los granos germinados. Al no tener relación con el trigo, o ni siquiera con cualquier otro cereal, no tiene gluten.

Fideos de arroz con pesto de nueces

3 tazas de hojas de albahaca fresca empaquetada

3 dientes grandes de ajo

1/3 taza de nueces

1/3 taza de aceite de oliva virgen extra

1/3 taza de queso parmesano rallado

Aceite de oliva virgen extra adicional (para conserva)

230 g de fideos de arroz

Sal y pimienta al gusto

• • • • •

Pesto de nueces: coloca las hojas de albahaca y el ajo en un procesador de alimentos o en una batidora y mezcla bien.

Añade las nueces y sigue mezclándolo todo hasta que las nueces estén finamente molidas. Mantén la batidora o el procesador funcionando mientras viertes poco a poco el aceite de oliva. Cuando tengas una pasta uniforme, pásala a un bol y añádele queso parmesano. Sazona al gusto con sal y pimienta.

Si no usas todo el pesto para este plato, añádele más aceite para cubrirlo y ciérralo herméticamente, y guardalo en la nevera. Podrás usarlo con otros platos, especialmente con huevos o arroz integral.

Fideos de arroz: coloca los fideos en una olla o en un cuenco con agua caliente durante 5-12 minutos, o hasta que estén lo bastante blandos para comerlos, pero todavía firmes y un poco correosos. Escurre y enjuaga brevemente los fideos con agua fría para evitar que sigan cociéndose.

Vierte una porción generosa de pesto en un bol. Añade los fideos y mezcla suavemente. Utiliza más pesto al gusto.

Porciones: 2-3

Brócoli al sésamo

1 taza de agua

450 g de tallos de brócoli

1 cucharada de semillas de sésamo

4 cucharadas de aceite de oliva virgen extra

1 cucharada de jugo de limón

• • • • •

En una olla grande lleva agua a hervir. Añade brócoli. Baja el fuego. Tapa y cuece a fuego lento durante 5-7 minutos o hasta que esté tierno por dentro y crujiente por fuera. En una sartén pequeña, mientras el brócoli se está haciendo, saltea semillas de sésamo en 1 cucharadita de aceite hasta que tengan un ligero color marrón. Aparta del fuego. Agrega el jugo de limón y el aceite restante. Escurre el brócoli y luego mézclalo con las semillas de sésamo.

Porciones: 4-5

SEMILLAS DE SÉSAMO

Las semillas de sésamo contienen lignina de sésamo, que ayuda al cuerpo a eliminar los radicales libres causantes del envejecimiento y el cáncer, incluida la producción de ácidos grasos. Además, las semillas de sésamo contienen fitatos, uno de los antioxidantes más eficaces y una de las sustancias naturales anticancerígenas más potentes, que ayuda a inhibir el crecimiento de varias células cancerosas. En general, las semillas de sésamo proporcionan una vitalidad y fuerza óptimas. Otro de los beneficios que aportan a los pacientes con quimio es la de ablandar las heces, aliviando así el estreñimiento.

Col rizada salteada

2 o 3 cucharadas de aceite de oliva	1 cabeza de col rizada desvenada y picada
2 o 3 dientes de ajo picados	Sal marina al gusto

• • • • •

Fríe ajo en una sartén grande durante unos 30 segundos. Añade la col rizada y cocina hasta que esté tierna. Sazona con sal y sirve.

Porciones: 4-6

Fuente: Jen Klien (sheknows.com)

COL RIZADA

A la col rizada se la conoce como «la reina de las verduras», porque es extraordinariamente nutritiva. Una taza de col rizada tiene sólo 36 calorías y 0 gramos de grasa, sin embargo, proporciona nada menos que 5 gramos de fibra. Es estupenda para ayudar a la digestión y a la eliminación gracias a su gran contenido en fibra. Por caloría, la col rizada tiene más hierro que la ternera. Está repleta de potentes antioxidantes, como carotenoides y flavonoides que ayudan a proteger contra diversos cánceres. Es un valioso alimento antiinflamatorio. La col rizada tiene un elevado contenido en vitamina C, que ayuda a apoyar al sistema inmunológico y facilita la hidratación.

Arroz Biryani

1-1/2 taza de arroz integral cocido con una barrita de canela
½ taza de guisantes
1 cebolla finamente picada
2 tomates finamente picados
2 dientes de ajo picados
1 cucharadita de raíz de jengibre picada
1 rama de canela
1 hoja de laurel

6-8 granos de pimienta negra
4 clavos
½ cucharadita de semillas de comino
1 cucharada de cilantro en polvo
½ cucharadita de pimentón
¼ cucharadita de cúrcuma
½ taza de cilantro picado
2 cucharadas de aceite de coco
4 tazas de agua

• • • • •

Calienta aceite de coco en una sartén. Añade la hoja de laurel, semillas de comino, granos de pimienta negra, clavos y cebolla picada y rehógalos hasta que la cebolla esté dorada. Agrega jengibre, ajo, cúrcuma en polvo, pimentón y cilantro en polvo y rehoga durante 3-4 minutos. Por último, incorpora el tomate picado y la sal. Cocina a fuego medio con la sartén cubierta hasta que los tomates estén blandos y se deshagan y el aceite empiece a aparecer en la superficie (alrededor de 10 minutos). Ahora añade los guisantes y cocina durante aproximadamente 1 minuto más. Asegúrate de remover constantemente para que la mezcla no se pegue. Una vez que la mezcla de tomate esté bien hecha, agrega el aceite cocido y el cilantro picado. Añade el arroz y mezcla. Sirve caliente.

Porciones: 4

Fuente: Reem Rizvi (simplyreem.com), adaptada por el doctor Mike

CÚRCUMA

La cúrcuma es un potente agente natural antiséptico y antibacteriano que se puede utilizar en la piel para desinfectar cortes y quemaduras. La cúrcuma puede prevenir la formación del melanoma y, si este ya se ha desarrollado, provocar el suicidio de sus células. Es un desintoxicante natural del hígado. Las nuevas investigaciones demuestran que puede impedir que se produzca la metástasis en muchas clases diferentes de cáncer. La cúrcuma intensifica los efectos del fármaco de quimio paclitaxel y reduce sus efectos secundarios.

Coles de Bruselas asadas con hinojo y setas shiitake

680 g de coles de Bruselas
4 chalotas cortadas en cuartos
10 dientes de ajo pelados
250 g de sombreretes de setas shiitake
1 bulbo grande de hinojo

¼ taza de aceite de oliva virgen extra
3 cucharadas de vinagre balsámico
2 cucharadas de estragón o romero frescos
Sal y pimienta al gusto

· · · · ·

Precalienta el horno a aproximadamente 215 grados. Prepara las coles de Bruselas cortando los extremos duros de las raíces y eliminando cualquier hoja deteriorada. Parte por la mitad a través de la base y coloca en un bol grande. Añade la chalota, el ajo y los sombreretes de setas. Prepara el hinojo recortando el extremo seco de la raíz y cortando el bulbo a lo ancho en rodajas finas. Agrega las verduras y báñalas en aceite de oliva, vinagre, estragón y sal y pimienta al gusto.

Coloca en una bandeja de hornear de vidrio o cerámica de 22 x 30 cm y cuece sin cubrir durante 25 minutos. Añade las verduras y hornea 25 minutos más.

Saca del horno y sirve.

Porciones: 6

Fuente: Terry Walters (terrywalters.net)

Batatas «fritas» al horno

1 batata limpia, sin pelar
2 cucharadas de aceite de oliva o aceite de coco

1 cucharadita de romero seco
½ cucharadita de sal marina

• • • • •

Precalienta el horno a unos 200 grados. Corta las batatas en tiras de aproximadamente 0,5 cm parecidas a las patatas fritas. En un bol grande, añade el aceite, el romero y la sal. Remueve. Añade las batatas y mezcla hasta que estén cubiertas de aceite y hierbas. Coloca en una sola capa sobre una bandeja para horno. Hornea durante 15 minutos. Luego dales la vuelta para que se doren por el otro lado y vuelve a meter la bandeja en el horno para asar durante 15 minutos más. Cada 5 minutos echa un vistazo para comprobar que no se quemen.

Porciones: 2

SAL MARINA

La sal marina equilibra la composición mineral del cuerpo. Junto con el agua y en la proporción adecuada, la sal marina es esencial para la regulación de la presión arterial. Les proporciona directamente a las células los minerales esenciales para estimular y mejorar el sistema inmunológico y aumentar la resistencia contra las infecciones y las enfermedades bacterianas. Actúa como un potente agente antihistamínico natural que mantiene el nivel de acidez del organismo y previene diversas enfermedades degenerativas y otros problemas de salud.

Ensalada sabrosa de tabulé

3/4 tazas de agua hirviendo
½ taza de trigo bulgur
1 taza de perejil picado
¼ taza de hojas de menta picada
½ taza de cebollas tiernas picadas
½ taza de cebolleta picada
1 tomate picado

3 cucharaditas de aceite de oliva
1 o 2 cucharadas de jugo de limón
1 cucharadita de sal marina
1 diente de ajo picado finamente
Pimienta y pimentón al gusto

• • • • •

Vierte agua hirviendo sobre el trigo bulgur, tapa y deja reposar durante 20 minutos hasta que el trigo esté tierno y se haya absorbido la mayor parte del agua. Añade perejil, ajo, menta, cebolla y tomate. Mezcla bien. Haz una salsa con aceite de oliva, jugo de limón, sal y pimienta o pimentón e incorpórala a la mezcla del trigo. Guárdalo en el frigorífico y sírvelo una vez frío. Para darle un toque crujiente extra, puedes añadirle al final pepino cortado en cubitos. Esto le ofrece un punto de frescura y sabor extra a la ensalada de tabulé.

Porciones: 3-4

Fuente: doctor Tom Corson (tomcorsonknowles.com)

Tabulé de quinua

3 dientes de ajo picados
1 taza de quinua cocida
1 pimiento en cubitos
2 tomates en cubitos

½ taza de aceitunas Kalamata picadas
¼ taza de jugo de limón
1 cucharada de aceite de oliva
Sal y pimienta al gusto

• • • • •

Vierte un poco de aceite en una sartén pequeña. Caliéntalo a fuego lento y añade el ajo. Remueve constantemente hasta que el ajo esté un poco dorado. En una ensaladera grande, añade jugo de limón, aceite de oliva, ajo, aceitunas, pepinos y tomates. Incorpora la quinua cocida. Remueve y sirve caliente o frío.

Porciones: 4

Fuente: Emily Molone (dailygarnish.com), adaptada por el doctor Mike

Ensalada de setas y brócoli

450 g de brócoli, picado gruesamente
110 g de setas shiitake sin rabo y cortadas en cuartos
110 g de setas enoitake sin rabo
1 taza de cebollas verdes cortadas finamente
1/3 taza de vinagre de arroz
2 cucharaditas de jengibre fresco picado
¾ cucharadita de sal gorda
½ cucharadita de pimienta recién molida
¾ de aceite de oliva virgen extra
2 cucharaditas de aceite de sésamo

· · · · ·

Cuece el brócoli al vapor a fuego lento hasta que quede tierno por dentro y crujiente por fuera (3-4 minutos). Métalo en agua helada para que deje de cocerse y escúrrelo. En un bol grande, mezcla el brócoli, las setas y la cebolla verde. En uno mediano, mezcla el vinagre con el jengibre, la sal y la pimienta. Bate los aceites. Viértelos sobre las verduras y mézclalo bien. Sirve inmediatamente.

Porciones: 4

Fuente: adaptada de *The Totally Mushroom Cookbook* de Helene Siegel y Karen Gillingham (Berkeley, Californía, Celestial Arts, 1994)

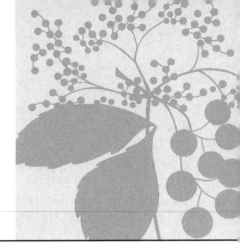

Salsas y aderezos

- Salsa Garden Fresh
- Salsa roja rápida
- Pesto de rúcula
- Vinagreta de hierbas frescas
- Vinagreta de aguacate
- Vinagreta de pimiento rojo asado
- Salsa clásica César
- Aderezo de tahini
- Mantequilla de ajo
- Almendresa

Salsa Garden Fresh

2 o 3 tomates medianos picados finamente

½ taza de cebolla finamente picada

3 dientes de ajo picados

1 cucharadita de vinagre de sidra

1 cucharadita de jugo de limón

1 cucharada de aceite de oliva virgen extra

1 cucharadita de guindilla jalapeña picada

½ cucharadita de sal

¼ cucharadita de pimienta de cayena

• • • • •

Mezcla todos los ingredientes en un bol. Sirve con galletitas saladas de arroz o con tortillas de maíz al horno.

PIMIENTA DE CAYENA

La pimienta de cayena es una especia milagrosa. Aporta beneficios a los sistemas glandular, circulatorio, linfático y digestivo del organismo. La cayena es útil para aliviar alergias y calambres musculares, mejorando la digestión y ayudando a cicatrizar las heridas. Es la reina de las especias, sus propiedades le permiten desde curar un resfriado a combatir el cansancio.

Salsa roja rápida

10 tomates medianos picados gruesamente

4-5 dientes de ajo picados

4-5 hojas frescas de albahaca picadas

2 cucharadas de aderezo italiano

2 cucharadas de aceite de oliva o de coco

1 cucharadita de orégano

Sal al gusto

• • • • •

Pon los tomates y las especias en una batidora. Bate a velocidad media para obtener un puré con tropezones. Calienta el aceite en una sartén grande a fuego medio. Añade las cebollas y fríe hasta que estén transparentes. Agrega el ajo y el puré de tomate. Cocina a fuego lento durante 10 minutos. Añade sal y hojas de albahaca fresca. Sirve caliente. Estupendo para servirlo sobre verduras al vapor, calabaza, espaguetis, arroz integral, fideos de arroz, quinua o como base para una sopa.

Porciones: 4-5

Pesto de rúcula

1 taza de rúcula fresca	4 cucharadas de aceite de oliva virgen extra
½ taza de cilantro fresco	
4 nueces picadas	¼ taza de queso parmesano rallado
1 diente de ajo	
1 cucharada de jugo de limón	1 pizca de sal marina

• • • • •

Coloca todos los ingredientes en un procesador de alimentos o en una batidora. Mézclalos hasta que quede una mezcla uniforme.

El pesto de rúcula alegra cualquier plato. Sírvelo con arroz integral o mezclado con fideos de arroz.

Da para 1 taza

Fuente: Kankana Saxena, adaptada por el doctor Mike

ACEITE DE OLIVA VIRGEN EXTRA

El aceite de oliva virgen extra es distinto de todos los demás aceites (incluso de otros grados de aceite de oliva) porque goza de una combinación única de grasas monosaturadas, polifenoles y fitosteroles. Un gran número de estudios científicos demuestra que las dietas ricas en estos tres componentes naturales están asociadas con niveles más bajos de «colesterol malo» (LDL) y niveles más altos de «colesterol bueno» (HDL), y reducción del daño oxidativo al ADN, lo que a su vez está relacionado con una disminución del riesgo de contraer ciertos cánceres.

Vinagreta de hierbas frescas

1 diente de ajo picado
1-½ cucharadita de mostaza de Dijon
1 cucharadita de tomillo fresco picado
1 cucharadita de orégano fresco picado
1 cucharadita de albahaca fresca picada

1 cucharadita de menta fresca picada
1-½ cucharadita de jugo de limón
3 cucharaditas de vinagre de vino tinto
¾ taza de aceite de oliva virgen extra
Sal y pimienta al gusto

• • • • •

En un bol mediano, mezcla el ajo y la mostaza de Dijon con un tenedor, creando una pasta. Añade las hierbas frescas, jugo de limón y vinagre de vino tinto. Remueve. Agrega el aceite de oliva y bátelo con la mezcla. Sazona con sal y pimienta. La vinagreta de hierbas frescas puede conservarse en la nevera hasta 1 semana.

Da para 1 taza

Fuente: Jessica Strand, de su libro *Salad Dressings* (San Francisco, Chronicle Books, 2007)

Vinagreta de aguacate

2 dientes de ajo
1 cucharadita de mostaza de Dijon
1-½ cucharadita de vinagre balsámico
2-½ cucharaditas de jugo de limón
Unas gotas de salsa Worcestershire

1 aguacate pelado, sin semilla y partido en cuartos
1 pizca de pimienta de cayena
¾ taza de aceite de oliva virgen
1 cucharadita de ralladura de limón
Sal y pimienta al gusto

• • • • •

Vierte todos los ingredientes excepto el aceite de oliva, la ralladura de limón y la pimienta negra en una batidora o en un procesador de alimentos. Mézclalos. Añade el aceite de oliva con un chorro constante hasta que el aderezo emulsione. Transfiere la mezcla a un bol mediano. Agrega la ralladura de limón con una cuchara grande. Sazona con pimienta.

La vinagreta de aguacate puede conservarse refrigerada durante 2 o 3 días.

Da para 1 taza

Fuente: Jessica Strand, de su libro *Salad Dressings* (San Francisco, Chronicle Books, 2007)

AJO

El ajo cuenta con un extraordinario conjunto de evidencias científicas que divulga sus beneficios generales anticancerígenos, y las investigaciones han demostrado que existen buenas razones para clasificar al ajo como un alimento anticancerígeno. Además de sus propiedades legendarias para estimular el sistema inmunológico, el ajo tiene la capacidad de ayudar a combatir infecciones bacterianas que son difíciles de curar debido a la presencia de bacterias que se han vuelto resistentes a los antibióticos recetados.

Vinagreta de pimiento rojo asado

1 pimiento rojo dulce
2 dientes de ajo
2 cucharaditas de vinagre balsámico
1 cucharadita de jugo de limón

Unas gotas de salsa tabasco
¾ taza de aceite de oliva virgen extra
Sal y pimienta al gusto

• • • • •

Ensarta el pimiento con un tenedor y colócalo sobre un fuego medio. Cuando le salgan ampollas dale la vuelta. Asegúrate de que aparecen ampollas por todos lados y colócalo en una bolsa de papel marrón durante 10 minutos. Déjalo enfriar. Sácalo de la bolsa y pélalo, pártelo por la mitad y extrae el corazón. Pon en una batidora o en un procesador de alimentos todos los ingredientes, excepto el aceite de oliva y la pimienta negra. Mezclalos bien. Añade el aceite de oliva con un chorro constante hasta que el aderezo emulsione. Transfiere a un bol medio. Sazona con pimienta.

La vinagreta de pimiento rojo asado puede conservarse en la nevera durante 2 semanas.

Da para 1 taza

Fuente: Jessica Strand, de su libro *Salad Dressings* (San Francisco, Chronicle Books, 2007)

PIMIENTOS ROJOS DULCES

Un pimiento rojo contiene casi 300% de la vitamina C que el cuerpo necesita diariamente. Además de ser un potente antioxidante, la vitamina C también es necesaria para la absorción adecuada del hierro. Los pimientos rojos son también una excelente fuente de vitamina B6 y magnesio. Constituyen una de las fuentes vegetales más ricas de licopeno, que ha dado excelentes resultados en las pruebas para la prevención de muchos cánceres, entre ellos el de próstata y el de pulmón.

Salsa clásica César

3 dientes de ajo	6 filetes de anchoa picadas
2 cucharaditas de mostaza de Dijon	1 cucharada de queso parmesano recién rallado
4 cucharaditas de jugo fresco de limón	¾ taza de aceite de oliva virgen extra
2 yemas de huevo	
Unas gotas de salsa Worcestershire	Sal y pimienta al gusto

• • • • •

Tritura todos los ingredientes en una batidora o procesador de alimentos, excepto el aceite de oliva y la pimienta negra. Añade ahora el aceite de oliva con un chorro suave hasta que el aderezo emulsione. Transfiere a un bol mediano. Sazona con pimienta.

La salsa César clásica puede conservarse refrigerada durante 5-7 días.

Da para 1 taza

HUEVOS

Un huevo contiene 6 gramos de proteína de alta calidad y todos los nueve aminoácidos esenciales. Una yema de huevo proporciona aproximadamente 300 microgramos de colina, un importante nutriente que ayuda a regular el cerebro, el sistema nervioso y el sistema cardiovascular. Los huevos son los únicos alimentos que contienen vitamina D producida de manera natural. Y es posible que puedan prevenir el cáncer de pecho (en un estudio mujeres que habían consumido al menos seis huevos a la semana redujeron el riesgo de contraer cáncer de pecho en un 44%).

Aderezo de tahini

2 dientes de ajo medianos picados	3 cucharadas de jugo de limón fresco
4 cucharadas de tahini	2 cucharadas de perejil fresco picado
6 cucharadas de aceite de oliva	Sal y pimienta al gusto

· · · · ·

En un bol mediano, mezcla todos los ingredientes y 3 cucharadas de agua. Para diluir la salsa, añade 1 o 2 cucharadas de agua más.

El aderezo de tahini puede conservarse refrigerado durante 5-7 días.

Da para 1 taza

Fuente: Jessica Strand, de su libro *Salad Dressings* (San Francisco, Chronicle Books, 2007). Adaptada por el doctor Mike

PEREJIL

El perejil es un potente estimulante del sistema inmunológico. Las investigaciones han demostrado que la miristicina, un compuesto orgánico presente en el aceite esencial de perejil, inhibe la formación de tumores. Es rico en antioxidantes como la luteolina, un flavonoide que persigue y elimina a los radicales libres que causan el estrés oxidativo en las células. Además, es un eficiente agente antiinflamatorio para el interior del cuerpo y una fuente excelente de la valiosa vitamina K.

Mantequilla de ajo

1 cabeza grande de ajo
¾ taza de aceite de oliva virgen extra obtenido por presión en frío
Sal marina

• • • • •

Precalienta el horno a 190 grados. Coloca toda la cabeza de ajo en una bandeja de horno. Asa durante 8 minutos y apaga el horno. Deja el ajo en el horno durante 10-15 minutos más. Sácalo y deja que se enfríe. Pélalo o extrae la pulpa del ajo de la piel y pícalo en una batidora con aceite de oliva de buena calidad. Añade sal. Mézclalo en la batidora a velocidad baja o media o machácalo a mano hasta formar una pasta uniforme. Refrigera en un recipiente de vidrio. Úsalo como pasta para untar en lugar de la mantequilla.

Puede mantenerse refrigerado hasta 3 semanas.

Da para ¾ de taza

Almendresa

1-½ taza de agua
½ taza de almendras enteras
½ cucharadita de sal
1 cucharadita de cebolla en polvo
1 cucharadita de mostaza en polvo
½ taza de aceite de oliva
2 cucharadas de jugo de limón

• • • • •

En una cazuela hierve la taza de agua y las almendras. Escurre, enjuaga con agua fría y pélalas. Pon las almendras peladas, ½ taza de agua, sal, cebolla en polvo y mostaza en polvo en una batidora o en un procesador de alimentos. Mezcla hasta que quede una pasta muy suave.

Sin detener la batidora vierte el aceite de oliva lentamente hasta que la mezcla se espese. Sirve en un bol y agrégale jugo de limón.

Da para 2 tazas.

ALMENDRAS

Las almendras son una fuente excelente de vitamina E, manganeso, magnesio, cobre, riboflavina (vitamina B2) y fósforo. Afortunadamente, aunque un cuarto de taza de almendras contiene unos 18 gramos de grasa, la mayor parte de esta (11 gramos) es grasa monoinsaturada, que es saludable para el corazón. Las almendras tienen una alta concentración de proteínas. Un cuarto de taza de almendras contiene 7,62 gramos, más proteínas que un huevo, que por lo general contiene unos 5,54 gramos.

Aperitivos

- Pastelitos de arroz integral
- Col rizada crujiente al horno
- Palitos de jícama con jugo de lima
- Rollito de nori con arroz integral, aguacate y pepino
- Humus
- Rollitos de papel de arroz
- Mezcla de aperitivos saludables

Pastelitos de arroz integral

1. Pastelito de arroz integral con almendresa véase («Salsas y aderezos»), aderezado con brotes recientes.
2. El pastelito de arroz integral con crema de almendras y unas cuantas bayas satisface las ganas de tomar algo dulce a media tarde. Es un aperitivo ligero que puede tomarse también como un agradable postre.
3. El pastelito de arroz integral con sobras de legumbres (en puré) y rúcula con salsa Garden Fresh es un aperitivo rápido o un almuerzo ligero si se sirve con verduras cocidas al vapor o una gran ensalada verde.
4. Mi favorito es el pastelito de arroz integral con mantequilla de almendra y puré de bayas. Es un alimento muy reconfortante para los niños.

Porciones: 1

ARROZ INTEGRAL

El arroz es uno de esos alimentos perfectos de la naturaleza. Para prácticamente la mitad del mundo «comer» significa «comer arroz». El arroz integral, rico en fibra y selenio, es una importante fuente dietética de antioxidantes solubles en agua. Los antioxidantes que proporciona se liberan inmediatamente y también de manera retardada, y por tanto están disponibles a lo largo del conducto gastrointestinal durante un largo periodo de tiempo después de comer.

Col rizada crujiente al horno

4 manojos de col rizada cortados en trozos del tamaño de un bocadito y sin tallos (alrededor de unos 150 gramos)
1 o 2 cucharadas de aceite de oliva
Sal marina o sal kosher

• • • • •

Precalienta el horno a 180 grados. Reviste una bandeja de horno con papel para hornear. Coloca las hojas de col rizada en un escurridor de ensaladas y extrae toda el agua que tenga. Repite unas cuantas veces para asegurarte de que no quedan restos de agua en las hojas.

En un bol grande, rocía las hojas de col rizada con aceite de oliva y mézclalo a mano para cubrirlas bien. Hornea en la bandeja de horno durante 12-20 minutos hasta que las hojas estén crujientes. Echa un vistazo a los 12 minutos. El tiempo requerido depende de cuánto aceite de oliva hayas usado. Utiliza una espátula o unas tenazas de cocina para tocar las hojas; si están finas como el papel y crujientes, la col está hecha. Si las hojas aún están un poco blandas, déjalas en el horno durante otros 2 minutos. No dejes que se doren (se vuelven amargas).

Añade sal y deja que se enfríen antes de comer.

Porciones: 4

Fuente: Jaden Hair (steamykitchen.com)

Palitos de jícama con jugo de lima

1 jícama pelada y cortada en palitos

1 lima exprimida

Sal marina al gusto

* * * * *

Prepara la jícama en palitos o en cubos del tamaño de un bocadito y ponla en un bol. Exprime la lima sobre la jícama. Mezcla para que la cubra uniformemente. Luego añade la sal. Vuelve a mezclar.

Porciones: 2

JÍCAMA

Una taza de jícama tiene sólo 46 calorías, pero su raíz tiene muchos beneficios para la salud, entre ellos el de proporcionar una fuente excelente de fibra. La jícama contiene cantidades generosas de vitaminas C y E, potasio y hierro. Por su alto contenido en vitamina C, es un gran antioxidante y potenciador del sistema inmunológico, ayudando al funcionamiento general del cuerpo.

Rollitos de nori con arroz integral, aguacate y pepino

3 láminas de nori
1 taza de arroz integral cocido
1 aguacate sin semilla, pelado y cortado
½ pepino pelado y cortado en rodajas finas
3 cucharaditas de semillas de sésamo

· · · · ·

Coloca una lámina de nori en la encimera y añade unas cuantas cucharaditas de arroz en el centro formando una línea. Pon el aguacate y el pepino a lo largo de la línea de arroz y espolvorea con unas semillas de sésamo. Dobla la lámina de nori sobre la línea de arroz para formar un tubo. Luego desliza hacia atrás la capa superior de nori para apretar los ingredientes del rollito. (Puedes usar una esterilla para enrollar sushi). Moja el final de la lámina de nori con un poco de agua para sellar el rollito.

Da para 3 rollitos

Humus

1-½ taza de garbanzos secos
½ taza de semillas de sésamo
1 o 2 dientes de ajo grandes
1 taza de agua

1 cucharadita de comino
1 cucharadita de perejil fresco
1 pizca de pimienta de cayena
Sal

· · · · ·

En un bol de agua pon a remojo los garbanzos secos durante 24 horas o más en el refrigerador. Cocer los garbanzos con sal durante una hora. A continuación, escúrrelos, reservando ½ taza de agua. Pasa por la batidora los garbanzos con el agua.

Muele las semillas de sésamo en un molinillo para café o especias hasta formar un polvo. Mezcla bien todos los ingredientes, añadiendo agua a la pasta resultante para darle una consistencia que permita untarla mejor. Añade sal al gusto.

Adereza con perejil o con pimienta de cayena.

Sirve frío con trocitos de tortilla de maíz al horno o con palitos recién cortados de zanahoria, apio y jícama.

Porciones: 6

Rollitos de papel de arroz

Papel de arroz
1 aguacate
1 pepino

1 taza de brotes de judías o alfalfa
1 tomate mediano
1 pizca de pimienta de cayena

• • • • •

Corta el aguacate, el pepino y el tomate en rodajas largas y finas. Ablanda el papel de arroz siguiendo las instrucciones del paquete. Es mejor pasar el papel bajo agua caliente de uno en uno hasta que esté flexible (pero no tan empapado que se deshaga).

Pon todos los ingredientes en el centro del papel de arroz, pliega los extremos y enrolla. El papel debería quedar sellado por sí mismo, si no, humedécelo un poco para que se pegue.

Sirve como almuerzo con sopa fría o caliente, o como aperitivo a media tarde.

Porciones: 2

Mezcla de aperitivos saludables

1 taza de nueces sin cáscara
½ taza de almendras
½ taza de arándanos secos
½ taza de pasas amarillas

½ taza de semillas de calabaza
   tostadas sin sal
1 taza de avena tostada
1 pizca de sal marina al gusto

• • • • •

Tuesta la avena calentándola en una sartén, removiendo continuamente. Enfría a temperatura ambiente.

Mezcla todos los ingredientes en un bol grande.

Sirve como aperitivo a cualquier hora del día o como aderezo para la avena del desayuno.

Porciones: 4

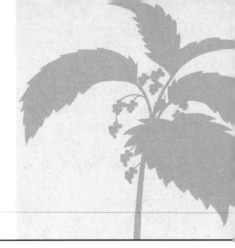

Postres

- Trufas de chocolate crudo
- Tarta de chocolate básica
- Pudin de chocolate
- Tapioca de fresas
- Tortas de cebada (contienen gluten)
- Calabaza con nueces y bayas
- Manzanas asadas
- Batido de chocolate y fresa
- Galletas de avena
- Galletas tiernas de almendra
- Batido de chocolate con menta
- Pudin de chía
- Delicias de semillas de chia

Trufas de chocolate crudo

1 taza de papilla de leche de frutos secos (la pulpa que queda al hacer leche de almendras)

½ taza de tahini crudo

¼ taza de polvo de cacao crudo (el cacao crudo se obtiene al moler los granos de cacao. Su polvo tiene un sabor parecido, pero mejor, al del chocolate de repostería sin azúcar

¼ taza de agave crudo para endulzar

2 cucharadas de mantequilla de cacao (opcional)

Sal marina, 1 pizca (opcional)

1 cucharadita de extracto de vainilla

Leche de almendra (si hace falta)

Más polvo de algarroba de cacao crudo en un plato llano

· · · · · ·

Pon los siete primeros ingredientes (contando la sal) en un bol y mézclalos. Añade un poco de leche de frutos secos si la consistencia es demasiado seca (te conviene que la masa esté un poco seca para poder enrollarla con facilidad). Haz unas bolas con la masa y luego rodándolas sobre el plato recúbrelas de polvo de cacao. ¡Estas trufas son una verdadera delicia para cualquier amante del chocolate que se precie!

Porciones: 10 o más

Fuente: Linda Wooliever (vt-fiddle.com)

Tarta de chocolate básica

4 tazas de papilla de frutos secos (2 tazas de almendras, 2 tazas de avellanas)

½ -¾ taza de aceite de coco

2 cucharadas rebosantes de polvo de cacao

1 cucharadita de extracto de vainilla

Sal marina, 1 pizca

· · · · · ·

Coloca todos los ingredientes en un bol y mezcla con una batidora hasta que quede una masa con una textura cremosa y uniforme. Añade una pequeña cantidad de leche de frutos secos si parece demasiado seca. El aceite de coco ayudará a solidificarla. Sin embargo, si quieres una masa aún más cremosa, añade ¼ - ½ taza de mantequilla de frutos secos cruda y mézclala con la mano.

Unta la mezcla uniformemente en el fondo de un molde desmontable. Si la crema está demasiado pegajosa para untarla, pon la espátula o el raspador de goma bajo agua fría y así se untará más fácilmente sin adherirse. Enfría antes de servir y conserva en el frigorífico.

Porciones: 8-10

Fuente: Linda Wooliever (vt-fiddle.com)

Pudin de chocolate

2 bananas
1 aguacate
1 o 2 cucharadas de polvo de cacao crudo (o de algarrobo crudo)
1 cucharadita de miel o agave (opcional)

• • • • •

Mezcla todos los ingredientes en un procesador de alimentos hasta conseguir una masa suave como pudin.

Porciones: 2

Fuente: Linda Wooliever (vt-fiddle.com)

Tapioca con fresas

1 taza de fresas frescas
1 taza de perlas de tapioca
1 cucharadita de extracto de vainilla natural
Ramillete de menta fresca

• • • • •

Remoja en agua las fresas, escúrrelas, quítales los rabos, córtalas por la mitad y coloca en el frigorífico.

Para preparar la tapioca, usa ½ taza de perlas de tapioca para 2 tazas de agua (o sigue las instrucciones del paquete). Remoja las perlas en agua durante 20 minutos, escurre. Calienta 2 tazas de agua hasta hervir en una olla, añade las perlas de tapioca. Cocina durante 10 minutos, removiendo con cuidado. Agrega la vainilla.

Mientras la tapioca está aún caliente, sírvela en un bol para *parfait*, adórnala con las fresas frescas. Añade una ramita de menta para adornar.

TAPIOCA

Uno de los grandes beneficios de la tapioca es que permite satisfacer la necesidad de tomar algo dulce, pero sin los problemas asociados con el azúcar y con los sucedáneos del azúcar. Como almidón dietético, ofrece ventajas nutritivas parecidas a las de otras hortalizas con almidón, como las patatas. Con fruta forma un postre delicioso y consistente.

Tortas de cebada (contienen gluten)

¼ taza de leche de almendra o de arroz

1 cucharada de sirope de arce

1 cucharada de aceite de coco orgánico

2 cucharaditas de vinagre

1 taza y 3 cucharadas de harina de cebada

¼ cucharadita de bicarbonato

1 cucharadita de levadura en polvo (sin aluminio)

¼ de cucharadita de sal

3 cucharadas de pasas

Harina de cebada para espolvorear

• • • • •

Precalienta el horno a 350 grados. Mezcla leche, sirope de arce, aceite y vinagre. Reserva. Mezcla harina, bicarbonato, sal y pasas en un procesador de alimentos. Bate hasta que esté bien mezclado y las pasas estén picadas.

Añade los ingredientes líquidos y procesa hasta que se forme una bola de masa. Colócala sobre una superficie plana que haya sido espolvoreada con harina de cebada.

Aplástala formando un círculo de aproximadamente 15 cm de diámetro y unos 2 cm de grosor. Usa un cuchillo afilado para cortar la masa en 12 cuñas (no la separes), luego pásala a una bandeja de hornear. Hornea durante 30 minutos hasta que esté ligeramente dorada.

Porciones: 12 o más.

Fuente: *Healthy Eating for Life for Women by the Physicians Committee for Responsible Medicine*, de Kris Kieswer, ed. (Hoboken, Nueva Jersey, Wiley, 2002)

Calabaza con nueces y bayas

4 tazas de agua

1 calabaza pelada, sin semillas y picada

1 taza rebosante de nueces picadas

2 cucharadas de aceite de coco orgánico

2-3 cucharaditas de jengibre rallado

1 o 2 cucharaditas de extracto puro de vainilla

½ limón o lima exprimidos (opcional)

1 o 2 cucharaditas de canela

½ cucharadita de moras o arándanos frescos o congelados

Sal al gusto

• • • • •

En una olla grande pon el agua y la calabaza picada. Hierve durante 10 minutos tapada. Escurre el agua; añade las bayas, si son congeladas, y el aceite de coco. Tapa para que se cuezan al vapor durante sólo un minuto. (Si vas a utilizar bayas frescas, añádelas justo al final.)

Mezcla el jengibre, las nueces, el extracto puro de vainilla, la canela y el jugo de lima o limón, y añádelos a la calabaza al vapor. Agrega las bayas frescas. Mézclalo todo suavemente.

Sirve caliente o fría. Con granola y leche de almendra es un desayuno estupendo.

Porciones: 4

Manzanas asadas

1 manzana roja o verde en rodajas de aproximadamente ½ cm de ancho

Canela

Leche de almendras

Arándanos secos

• • • • •

Pon la manzana en un horno de gas o eléctrico o en una parrilla durante 3 minutos por cada cara o hasta que se vean las marcas de la parrilla y la manzana esté ligeramente asada.

Cubre de arándanos secos, unas gotas de leche de almendra y espolvorea con canela.

Porciones: 1 o 2

ARÁNDANOS SECOS

Tras una investigación exhaustiva, se ha descubierto que los arándanos son beneficiosos para la salud porque fortalecen el sistema inmunológico y nos ayudan a luchar contra las infecciones bacterianas y virales. Los arándanos secos contienen cantidades abundantes de vitamina C y antioxidantes. Esto ayuda a disminuir el efecto de los radicales libres en el cuerpo, lo que a su vez limita el desarrollo de las células cancerosas.

Batido de chocolate con fresa

1 taza de leche de almendra, avena o semillas
1 taza de cubitos de hielo o de cubitos de leche congelada de almendras o de semillas
1 cucharadita de extracto puro de vainilla
1 cucharadita de cacao en polvo (opcional)
5 fresas frescas (opcional)

• • • • •

Coloca todos los ingredientes en la batidora y mezcla hasta obtener una batido suave. Ajusta el espesor con más hielo o leche de almendras o semillas.

Porciones: 1

FRESAS

Las fresas contienen una amplia variedad de nutrientes, empezando por la vitamina C. Asimismo, contienen niveles significativos de fitonutrientes y antioxidantes, que combaten a los radicales libres. Además de vitamina C, las fresas proporcionan una fuente excelente de vitamina K y manganeso, así como ácido fólico, potasio, riboflavina, vitamina B5, vitamina B6, cobre, magnesio y ácidos grasos omega 3.

Galletas de avena

2 tazas de avena cocida
1 cucharadita de canela
1 huevo
½ cucharadita de bicarbonato sin alumino

2 cucharadas de néctar de agave orgánico
½ taza de nueces picadas
¼ taza de pasas (opcional)
1 pizca de sal

• • • • •

Precalienta el horno a 180 grados. En un bol grande, añade todos los ingredientes y mézclalos bien. Engrasa una bandeja de galletas con aceite de coco. Vierte la masa de galleta a cucharadas sobre ella separándolas entre sí 2,5 cm. Hornea durante 8-12 minutos o hasta que adquieran un color marrón dorado.

Porciones: 20 galletas

PASAS

Las pasas son fuentes concentradas de energía, vitaminas, minerales y antioxidantes. Contienen el componente fitoquímico resveratrol, un polifenol antioxidante que tiene propiedades antiinflamatorias, anticancerígenas y reductoras del colesterol sanguíneo. Asimismo, los estudios sugieren que el resveratrol puede proteger contra el melanoma y los cánceres de colon y próstata. Las pasas son una fuente rica en minerales como calcio, hierro, manganeso, magnesio, cobre y cinc.

Galletas tiernas de almendra

2 tazas de pulpa de almendra (sobrantes de hacer leche de almendras)
3 cucharaditas de néctar de agave
1 cucharada de bicarbonato sin aluminio
1 huevo

3 cucharadas de mantequilla de almendra
1 cucharadita de extracto puro de vainilla
1 taza de amaranto tostado
Una pizca de sal

• • • • •

Precalienta el horno a 180 grados. Tuesta el amaranto en una sartén mediana a fuego medio, removiendo constantemente, hasta que el amaranto adquiera un color ligeramente dorado y suene un chasquido. En un bol grande, mezcla bien todos los ingredientes. Extiende una capa de aceite de coco en una bandeja de horno. Agrega la masa de galleta y coloca sobre la bandeja de horno separando las galletas unos 2,5 cm entre sí. Hornea durante 18-23 minutos o hasta que adquieran un color marrón dorado. Saca de la bandeja y déjalas enfriar sobre una rejilla.

Porciones: 20 galletas.

Batido de chocolate con menta

1 cucharada de granos de cacao crudo
½ cucharadita de extracto de vainilla
1 taza o más de leche de almendras sin endulzar
1 manojo de hojas de menta (los tallos también valen)
2 cucharaditas de suplemento alimenticio verde (opcional)
5 cubitos grandes de hielo
1 pizca de sal marina

· · · · ·

Pon todos los ingredientes en una batidora y bátelos hasta conseguir una mezcla uniforme. Diluye con más leche de almendras si hace falta.

Porciones: 1
Fuente: adaptada de Cafe Gratitude (cafegratitude.com)

Pudin de chía

⅔ taza de semillas de chía

2 tazas de leche vegetal (de almendra, arroz o avena) sin endulzar

½ cucharadita de extracto puro de vainilla

2 cucharadas de grosellas, o de dátiles, o higos secos picados

2 tazas de láminas de coco sin endulzar

· · · · ·

Pon las semillas de chía, la leche de almendra y la vainilla en una jarra de vidrio de un litro con tapa. Cierra herméticamente y agita para que se mezclen bien. O pon las semillas, la leche de almendra y la vainilla en un bol y enfría durante toda la noche. Cuando esté listo para servir, remuévelo bien. Sírvelo en cuencos y adereza con fruta y coco.

Porciones: 6

Fuente: Whole Foods (wholefoodsmarket.com)

Delicias de semillas de chía

1/4 taza de semillas orgánicas de chía crudas
1 taza de leche de almendras
1/3 cucharada de cacao crudo en polvo
Estevia o xilitol para endulzar

· · · · ·

Pon las semillas de chía en un bol. Bate la lecha de almendra con el polvo de cacao y la estevia o el xilitol en la batidora hasta que estén bien mezcladas y hayas conseguido el nivel deseado de dulzor. Agrega las semillas de chía y mezcla bien. Deja reposar durante al menos 15 minutos antes de volver a mezclar y servir.

Porciones: 1

Fuente: Kimberly Snyder (kimberlysnyder.net)

CHÍA

Las semillas de chía están repletas de antioxidantes, vitaminas, minerales y fibra. Presentan un equilibrio perfecto de ácidos grasos esenciales: el 30% del aceite de semilla de chía es aceite omega 3 y el 40% es aceite omega 6. Asimismo, los estudios han demostrado que comer semillas de chía retrasa la conversión de las calorías de hidratos de carbono en azúcares simples dentro de nuestro organismo. Esto es excelente para impedir las subidas de glucosa en la sangre, ya seas diabético o no.

CUARTA PARTE

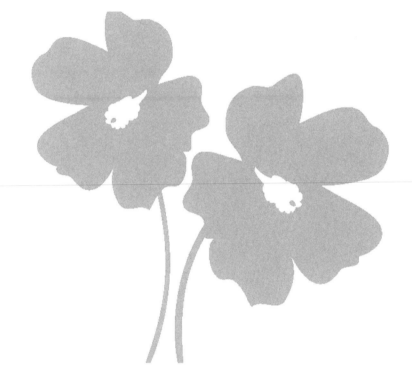

Más allá de la quimioterapia

El futuro

Cuando a alguien se le diagnostica un cáncer, siente como si el tiempo se detuviera y la vida quedara en suspenso. En lugar de soñar con el mes que viene, o con el año próximo, o con los diez años siguientes, el sueño se detiene en seco porque la mente regresa siempre al día de hoy, a mañana, al día siguiente. De repente, lo que podría haber imaginado como las metas y los logros de una vida queda reducido a acudir a las citas con el médico, ir a buscar las recetas, hacerse los exámenes de sangre, someterse a exploraciones. Por tanto, lo primero que debe hacer una persona al empezar a verse a sí misma como alguien que «ha superado el cáncer» es recuperar su futuro. En la sección final de este libro, voy a tratar el futuro a corto plazo, el proceso de pasar de ser un paciente de cáncer a convertirse en alguien que ha superado el cáncer, resaltando la importancia de disfrutar de una buena calidad de vida tras la quimioterapia. Tras esto, comentaré algunas cosas sobre el futuro en general.

Transforma tu identidad

«Por lo general, la gente se adapta al hecho de tener cáncer, pero no se adapta bien a una vida marcada por la discapacidad. ¿Por qué no?», pregunta la doctora Julie Silver, autora de *You Can Heal Yourself: A Guide to Physical and Emotional Recovery After Injury or Illness*. «Quizá es porque el cáncer es prácticamente el único diagnóstico en el que se les dice a los pacientes que regresen a casa y averigüen por sí mismos cómo curarse. La norma, desde hace mucho, ha sido mandar a casa a los pacientes tras los tratamientos (cuando están más enfermos que nunca) y decirles que "se acostumbren a vivir así".»

Hay una laguna inmensa en el tratamiento convencional del cáncer, y es lo que sucede a partir del momento en que un oncólogo juzga que el paciente está «libre de cáncer», o al menos que no está mostrando signos de cáncer. Prácticamente en todos los casos las cosas suceden como las describe la doctora Silver: con excepción de las instrucciones de someterse regularmente a pruebas de reconocimiento cada mes, cada tres meses o cada seis, se ofrece poca orientación acerca de cómo vivir tras el cáncer. Algunas de las instituciones médicas principales han empezado a tratar este asunto, pero queda aún mucho por hacer.

El primer paso fundamental que debe dar un paciente de cáncer que está superando la enfermedad es adquirir de manera consciente esa nueva identidad y asimilarla. Eso significa cambiar la manera en que nos referimos a nosotros al hablar, ya sea con nosotros mismos o con los demás. Antes decíamos: «Tengo cáncer»; ahora decimos: «Tuve cáncer». Parece fácil de hacer, pero a alguien que está saliendo lentamente de la nube del tratamiento del cáncer le puede llevar cierto tiempo asimilarlo.

Algo que podrías plantearte en este punto de transición es renovar tu vestuario, o al menos gran parte del mismo. Adquirir ropa nueva significa siempre una nueva identidad. Los analistas de sueños nos dicen que cuando soñamos con ponernos un nuevo conjunto de ropa, significa que hemos empezado a forjarnos una nueva persona.

A mis pacientes que han pasado por quimioterapia y han salido curados de cáncer les aconsejo que guarden (o se deshagan de) las prendas que llevaban durante el tratamiento y vistan ropa nueva. Hacer esto de una manera consciente puede ser un símbolo poderoso de que estás dispuesto a dejar el pasado atrás y entrar en un nuevo y brillante capítulo de tu vida.

Cuando entramos en el mundo de la quimioterapia, nos quedamos sobresaltados, incluso conmocionados, al ver a esa persona (calva y en muchos casos demacrada e hinchada por los medicamentos) mirándonos en el espejo. Ahora, a medida que nuestro cuerpo empieza a ser otra vez reconocible, el acto engañosamente sencillo de vestir de manera distinta para que el espejo nos devuelva una imagen diferente nos impulsa a crear nuevas actitudes y creencias sobre nosotros mismos. En esa nueva persona, que viste de otra manera y que empieza a parecer más «normal» vislumbramos nuestro futuro.

No te extiendas

En Estados Unidos hay más de doce millones de personas que han superado el cáncer y circulan más de doce millones de historias que cuentan cómo recibieron el diagnóstico, se sometieron a tratamiento y pasaron al otro lado «libres de cáncer».

La mayoría de las personas tenemos tendencia a hablar de nuestras enfermedades, especialmente cuando nos referimos a ellas en pasado. Mientras padecemos el cáncer, o una vez que lo hemos superado, resulta inevitable contar nuestra «historia» cada vez que nos visitan los amigos y la familia. La contamos tan a menudo, en algunas ocasiones con todo lujo de detalles, en otras embelleciendo o pasando por alto algunos hechos, que llegamos a conocerla tan bien como un guion aprendido de memoria.

A mis clientes que han superado un cáncer les aconsejo que no se extiendan al contar su experiencia y se limiten a resumirla. El motivo es que cuantas más veces la contamos, más grabada queda en nuestro interior como parte de nuestra identidad. Repetirla continuamente, a menudo aumentando su dramatismo, tiende a dejar fuera todos los demás aspectos de nuestra persona. De esta manera nos convertimos en «víctimas profesionales del cáncer» que cantan continuamente una única canción. Intentar dejar atrás el pasado reciente mientras repites una y otra vez esa historia dolorosa del cáncer es difícil, probablemente imposible.

Con esto no te estoy sugiriendo que hablar de tu recuperación no sea importante, tanto para ti como para los demás. Una historia con final feliz siempre es una victoria para todo el que la escucha. De hecho, contar tus experiencias o escribir sobre ellas en un blog puede proporcionarles a otros un apoyo emocional.

Sin embargo, a mis clientes que superaron el cáncer les advierto del riesgo que corren al apegarse excesivamente a su historia, ya que estarían etiquetándose a sí mismos de una manera que puede limitar su visión del porvenir. Llegados a este punto, tras la quimio y tras superar el cáncer, tienes que dejar de prestar atención a la enfermedad y centrarte en las posibilidades y en el bienestar que te brinda el futuro.

Muévete

«Es verdaderamente importante que [quienes han superado el cáncer] se obsesionen con lo que pueden hacer por sí mismos», dice Nagi Kumar, profesor de Ciencias de la Oncología de la Universidad del Sur de Florida. «Pon todo de tu parte: haz yoga, vuélvete más flexible, camina, come bien. Obsesiónate con la alimentación.»

«La actividad física es el paso más claro que puedes dar para mejorar tu salud», escribe Karen Syrjala, codirectora del Fred Hutchinson Cancer Research Center Survivorship Program. «Sin duda te hará sentir mejor y ayudará a tu cuerpo y a tu mente a funcionar mejor. Incluso puede reducir los riesgos relacionados con el cáncer».

El ejercicio es extraordinariamente eficaz para mantener el bienestar de quienes superan el cáncer. El diario *New York Times* publicó un nuevo estudio que demuestra que el ejercicio disminuye las probabilidades de que alguien que ha pasado por un cáncer muera algún día por una recaída de la enfermedad. La autora principal del estudio fue la doctora Rachel Ballard-Barbash, directora adjunta de investigación aplicada en el National Cancer Institute.

Según el reportaje publicado en *Times*, «cuando la doctora Ballard-Barbarsh y sus colegas obtuvieron información específica sobre los biomarcadores relacionados con la reaparición del cáncer, constataron que el ejercicio tendía a mejorar de manera fiable los niveles de insulina, a reducir la inflamación y a incrementar las poblaciones de los mismos sistemas celulares inmunológicos que se cree que nos defienden de los tumores».

Si pensabas que moverte te agotaría, aparentemente es todo lo contrario. Otro estudio, efectuado en Ámsterdam, ha descubierto que «el ejercicio aporta energía a quienes están sometidos a un tratamiento de cáncer o a quienes han pasado por él».

Asimismo, volver a realizar una actividad física tras el cáncer encierra un significado simbólico. Moverse es una manera de anunciar que el antiguo paciente de cáncer ha vuelto al mundo de los vivos y está listo para a empezar a ser otra vez «una persona normal».

Vuelve a tu vida y no trates de «recuperar el tiempo perdido»

Es una buena idea que, una vez que las cosas vuelvan a la normalidad, te vayas integrando en la vida cotidiana, con todas sus actividades tanto las estimulantes como las rutinarias, de manera paulatina y a un ritmo que te resulte cómodo. Recuerda que haber superado el cáncer no significa haber superado sólo la enfermedad, sino también el tratamiento del cáncer. Los rigores de la quimioterapia y de otras terapias de cáncer son muy duros; afectan gravemente al cuerpo, la mente y el espíritu.

«Mientras estaba con la quimio, dejé prácticamente de hacer cosas. Así que, cuando terminó el tratamiento, mi reto era saber qué iba a hacer a partir de ese momento con mi vida, qué debería volver a hacer.» Estas son las preguntas que se hacía «Len» en la página web del National Cancer Institute tras superar el cáncer. Son preguntas que invariablemente se hacen todos los que superan la enfermedad: ¿cómo y en qué punto retomo mi vida?

Según el National Cancer Institute, después del tratamiento una de las cosas más duras es no saber lo que va a pasar luego. «Como los médicos y las enfermeras nunca me dijeron lo que podía esperarme, tenía unas expectativas muy poco realistas de bienestar, y lo mismo les sucedía a mi familia y a mis amigos», dice otra persona que superó el cáncer. «Esto me ocasionó muchos disgustos.»

Cuando recibimos un diagnóstico de cáncer, es como si colocáramos un marcapáginas en el momento que estamos viviendo. Al final de la experiencia del cáncer, tanto si duró seis meses, como si se trató de un año o de varios, esperamos poder retomar la vida por la página en la que la dejamos. Pero el tiempo ha pasado. La familia, los amigos y los compañeros de trabajo han seguido adelante con sus vidas, también ellos han tenido sus propios triunfos y tragedias.

En lugar de tratar de recuperar ese tiempo, sería mejor dejarse llevar sencillamente, volver poco a poco a las cosas, conforme lo vaya permitiendo nuestra energía, y no preocuparse por todo eso que aparentemente nos hemos perdido. El pasado es una ilusión, no hay nadie viviendo en él. Volver a entrar en la corriente vital desde donde estás ahora mismo es la mejor manera de evitar sentirse fuera de lugar.

Evita el «dramatismo»

Si le preguntas a quienes han superado un cáncer lo que menos toleran tras pasar por esta terrible enfermedad y por su tratamiento, que suele ser extenuante, la mayoría te dirá que el «dramatismo». El cáncer deja su propio impacto dramático en nuestras vidas. Cuando el tratamiento termina, y comenzamos a estar sanos otra vez y a tratar de amoldarnos a vivir una vida nueva y tranquila, lo último que queremos es tener cerca a alguien que reacciona exageradamente o da una importancia desmesurada a circunstancias que no suponen ninguna amenaza.

Los psicólogos nos dicen que la gente que vive en un estado de aburrimiento crónico o que busca llamar la atención utiliza ese «dramatismo» para intentar hacer que sus vidas parezcan más emocionantes. Tienen todo un catálogo de problemas «graves», ya sean reales o imaginarios, y a la menor provocación los exhiben ante los demás.

Aconsejo a mis pacientes que han superado un cáncer que sencillamente dejen a sus amigos y familiares conflictivos vivir su vida. Esto se puede hacer de manera educada achacándolo al cansancio o a cualquier otro efecto secundario del tratamiento. Si eso no funciona, siempre hay maneras más firmes de protegerse a uno mismo de una persona o una situación que podría afectarle. Decir «no» a una invitación a salir o a ir a casa de alguien a quien le gusta regodearse en los problemas siempre es admisible para quien ha pasado por un cáncer.

El estrés que conllevan los conflictos (por ejemplo, tratar de ganar una discusión que en realidad no tiene sentido) causa daños al organismo. En primer lugar, bajo semejante estrés los nutrientes de los alimentos y de los suplementos no se absorben adecuadamente y esto perjudica al sistema inmunológico.

Una agitación emocional innecesaria es justo lo último que le hace falta a alguien que ha pasado por un cáncer. Ya ha tenido bastante de eso con los terribles días y meses de la enfermedad y los rigores de su tratamiento, suficiente para una vida.

Mira hacia el futuro

Volviendo al futuro. Uno de los ejercicios más provechosos a los que se puede dedicar una persona que ha superado el cáncer es soñar con el futuro. Y no sólo soñar con él, sino sacarlo del terreno de la imaginación y ponerlo por escrito.
Hacer planes es una parte fundamental de la curación.

«Perder la esperanza es pagar un precio muy alto», dice Aaron Ben-Zeév en la publicación *Psychology Today*. «Los ideales ofrecen esperanza y un punto de referencia para una situación mejor. La pérdida de la esperanza, que es la pérdida de la capacidad de imaginar que las cosas pueden mejorar, es una clase muy profunda de pérdida, quizá la más trágica.»

En la antigüedad se consideraba que la esperanza era una cualidad psicológica indispensable. Según la mitología griega, Prometeo robó el fuego de los dioses. Para castigarle por su osadía, Zeus, el rey de los dioses, creó una caja que contenía todos los males de los que los dioses habían librado a la humanidad. La caja fue confiada a una joven doncella, Pandora, tras advertirle que no la abriera. Pandora la abrió y los males se esparcieron por el mundo. Para cuando logró cerrar la caja, sólo quedaba una cosa dentro, la esperanza.

Dos recientes estudios de la Universidad de Queensland, la Universidad de Nueva Gales del Sur, la Universidad Nacional Australiana y la Universidad Monash han descubierto que tener unas expectativas optimistas es fundamental para que la gente esté contenta con su situación. El profesor Paul Frijters, uno de los autores de los dos estudios, dijo que una muestra de más de 10.000 australianos a lo largo de más de nueve años mostraba que la gente parecía sentirse mejor si esperaba que ocurriera algo bueno. Charles Snyder, uno de los primeros desarrolladores de la psicología positiva, creó su «teoría de la esperanza», en la que explicaba que tener objetivos era uno de los mayores valores humanos. Basándose en muchos años de observación, Snyder presentó algunas sugerencias acerca de los objetivos que pueden ser muy útiles para quienes han superado el cáncer. Entre ellas:

- Recordar éxitos pasados, en este caso, recordar buenos informes médicos y el sentirse bien en los «días buenos».

- Escuchar relatos que hablen de cómo otros han tenido éxito, desde amigos que hayan superado el cáncer hasta películas, cintas o libros.

- Hacer ejercicio físico, reaprender que el cuerpo y la mente están conectados.

- Comer de forma adecuada, recompensando al organismo con alimentos nutritivos para un funcionamiento óptimo.

- Descansar apropiadamente, a veces esto es fácil de olvidar para alguien que ha pasado por el tratamiento del cáncer y se siente mejor y más lleno de energía cada día.

- Reírse de uno mismo, es obligatorio tener sentido del humor, especialmente cuando chocamos contra limitaciones, descubriendo que nos costará más tiempo del que habíamos planeado el alcanzar ciertos objetivos.

El mejor consejo que le puedo dar a alguien a quien le han diagnosticado un cáncer, ha pasado por el tratamiento y ha salido de esa experiencia volviendo a recuperar la salud es: haz planes para el futuro. Escríbelos, cuéntaselos a tus amigos, investiga en internet para ver cómo los puedes llevar a cabo, imagina que de verdad están teniendo lugar en tu vida. Verás cómo este sencillo ejercicio puede darte fuerzas para sanar y llevarte a alcanzar un nivel nuevo en el que realmente habrás dejado atrás el pasado.

Un proverbio antiguo: quien tiene salud tiene esperanza, y quien tiene esperanza lo tiene todo.

Crea una estrategia para una vida entera de bienestar

En último término, el modo de avanzar con confianza hacia el futuro brillante que nos espera es crear un auténtico plan para toda una vida de bienestar. Eso significa, en la mayoría de los casos, que sencillamente no podemos volver a la vida que llevábamos antes del diagnóstico y esperar vivir felices para siempre. Si hemos de creer en estadísticas bastante convincentes, nuestro estilo de vida anterior al cáncer contribuyó en gran medida al problema.

Para quien ha superado un cáncer, vivir con un bienestar óptimo requiere una estrategia basada en un conocimiento fiable y lleno de entusiasmo por obtener la mejor calidad de vida posible. El primer periodo posterior al cáncer debería aprovecharse en gran parte para establecer las directrices que nos guíen a estar bien, disfrutar de una energía elevada, disfrutar de la actividad y, en general, gozar de la vida.

Naturalmente, unos chequeos médicos periódicos forman parte de este planteamiento. Si el médico a la cabeza del equipo de curación no te dice exactamente lo que debes hacer al dejar el tratamiento, qué cambios efectuar en la alimentación, cuándo ponerte en contacto con él, etc., pregúntale. Esta es una información importante para ti y para tu cuidador. Asegúrate de tener instrucciones precisas con respecto a futuros exámenes de sangre, exploraciones y visitas al médico antes de salir de la consulta del oncólogo.

Esta es mi lista de control para alguien que acaba de ser declarado «libre de cáncer»:

1. Crea y mantén una actividad física que estimule la circulación, la respiración y el *chi* (los centros energéticos del cuerpo) como caminatas enérgicas, yoga, pilates, natación y entrenamiento de resistencia. Estar activo físicamente cada día de manera habitual te ayudará a eliminar los residuos tóxicos de los fármacos de quimioterapia y a reducir los efectos secundarios del tratamiento.

2. Permanece hidratado. Cuanto más purificada esté el agua que bebas, antes se desprenderán tus células corporales de las impurezas que han ido acumulando antes de las sesiones de quimio y durante ellas. Dos o tres litros al día te ayudarán a desintoxicar las células para permitir que funcionen de manera óptima.

3. Evita el azúcar en todas sus formas. Esto incluye edulcorantes artificiales, así como formas naturales de azúcar, como azúcar blanco, azúcar moreno, sirope de arce, azúcar de maíz, fructosa, sirope de maíz alto en fructosa, lactosa (azúcar de la leche) y frutas y otros alimentos altamente glicémicos. Esto ayudará a «matar de hambre» a las células cancerosas, limitando la probabilidad de su reaparición.

4. Permanece en una alimentación restringida en proteínas animales, o deja por completo las proteínas animales (a menos que hayas sido vegano o vegetariano durante mucho tiempo). En su lugar, toma proteínas de semillas, legumbres, frutos secos y espirulina.

5. Sigue una alimentación compuesta en un 50% de verduras. A ser posible orgánicas. Hay que limpiar todas las verduras y frutas antes de ingerirlas o de prepararlas para cocinar, a fin de evitar ingerir bacterias nocivas.

6. No comas alimentos procesados, ni cualquier producto dirigido a los niños, o que tenga colores artificiales. Los colores artificiales, conservantes y aditivos causan el cáncer en animales pequeños, y estos tienen células lo mismo que nosotros.

7. Come comidas «de verdad» hechas en casa. La mayoría de los restaurantes compra los ingredientes más baratos y salsas preparadas a kilómetros de distancia en fábricas inmensas, salsas que contienen ingredientes nocivos para la salud que sólo aportan sabor para que los clientes estén satisfechos, no sanos.

8. Reduce el consumo de sodio. La sal normal de mesa está reforzada con yodo. Hoy en día la deficiencia de yodo es menos habitual, pero la sal yodada no es tan saludable como otras opciones. Las mejores opciones son la sal marina, sal de roca, sal rosada o sal negra, ya que contiene niveles superiores de minerales.

9. Haz enemas de café. Aunque el oncólogo te haya dado resultados estupendos, tu hígado (el mayor órgano de filtración del cuerpo) sigue trabajando horas extras para limpiar la sangre como resultado de la labor de la quimioterapia. Las células muertas se filtran a través del hígado. Sugiero un enema a la semana durante dos meses, y luego uno cada dos semanas durante dos meses, seguido por uno al mes como mantenimiento.

10. Los suplementos (específicamente los que recomiendo como parte de este programa) deberían tomarse durante al menos dos meses tras el último día de quimioterapia. Puedes seguir tomándolos dependiendo de la persistencia de los efectos secundarios. Dificultades para concentrarse, falta de energía, lapsos de memoria y otros síntomas por el estilo indicarán que debes continuar con los suplementos.

Por último, trata de gozar más de la vida. Aprovecha cualquier oportunidad de diversión que te brinde tu día a día, por pequeña que sea, para reír y sonreír. Quienes buscan la alegría la encuentran.

Empieza por relajarte y no tomarte la vida tan en serio. Pon caras divertidas en frente del espejo para cultivar una actitud lúdica. Toda la investigación sobre este tema señala en la misma dirección: la gente feliz tiene menos probabilidades de enfermar, porque la alegría eleva el sistema inmunológico.

En un estudio reciente, investigadores de la Universidad de Kentucky descubrieron que, a medida que los sujetos se volvían más optimistas, mostraban una mayor inmunidad a los virus y bacterias externos. Y cuando no se sentían tan optimistas, su inmunidad disminuía.

Y la Universidad de Tel-Aviv tiene datos que apoyan la hipótesis de que los individuos «caracterizados por un estilo afectivo más negativo tienen una respuesta inmunológica deficiente y pueden correr un mayor riesgo de contraer una enfermedad que aquellos con un estilo afectivo positivo». Por tanto, mantente alegre. Como escribió el poeta griego Píndaro: «La alegría es el mejor de los médicos».

Agradecimientos

Me gustaría dar las gracias a mis padres, Sharron y Bill Herbert, por su amor y su apoyo durante todos estos años, y en particular por abrirnos su hogar como espacio de sanación cuando nos enfrentábamos al cáncer. La verdad es que su ayuda fue fundamental para hacer realidad este libro.

Y a Lorenzo Sandoval, un terapeuta corporal ciego que fue mi primer maestro y que me animó a dedicarme a la sanación como profesión y a servir a otros como modo de vida.

A Shari Reynolds, por el diseño tan bello e inteligente de este libro y de nuestra página web. A Lander Rodriguez por el diseño interior del libro, a Oscar Montes por la fotografía y por el apoyo editorial. A Stephanie Dagg, nuestra secretaria de redacción.

Asimismo, gracias a Dana Draft y Kaayla Daniel, naturópata y nutricionista respectivamente, por su talento y sus valiosos consejos, y a los siguientes amigos y defensores: Andrea Usher, Ben Pitre, Helga y Bill Puschak, Jesse V. Castillo, Lynn Carlton, Laurel de Leo, Maria Belén Zavala Echeverria, Wade Ashley y el doctor Scott Ulmer y su personal del START Center for Cancer

Care de San Antonio, Glenda Robinson, el doctor Beverly Nelson, el doctor Jeff Baldridge, Berenice Parra Vázquez, Stacy De-Clercq, Ed y Cindy Carroll, el personal de Dos Casas de San Miguel de Allende, Dawn Gaskill, el doctor Ricardo Gordillo, Burton Goldberg, Elwood Richards y K.C. Compton.

Mi agradecimiento especial a estos profesionales que me proporcionaron generosamente las recetas de este libro: American Institute for Cancer Research, Café Gratitude (cafegratitude.com), chooseveg.com, el doctor Tom Corson (tomcorsonknowles.com), Emily Malone (dailygarnish.com), food. com, Jaden Hair (steamykitchen.com), Jen Klien (sheknows.com), la doctora Jennifer Raymond (cancerproject.org), Jessica Strand (*Salad Dressings*), Joe Cross y Phil Staples del Reboot Your Life Program, Kankana Saxena, Kimberly Snyder (kimberlysnyder. net), Kris Kieswer (*Healthy Eating for Life for Women*), Laurel De Leo, Linda Wooliever (vt-fiddle.com), Patty «Sassy» Knutson (vegancoach.com), Reem Rizvi (simplyreem.com), Terry Walters (terrywalters.net), Helene Siegel y Karen Gillingham (*The Totally Mushroom Cookbook*), Vegan Dinner Recipes (vegkitchen. com), Whole Foods (wholefoodsmarket.com).

Por último, me gustaría expresar mi agradecimiento a todos los valientes pacientes de cáncer y a sus cuidadores que han de bregar no sólo con la enfermedad, sino con una gran cantidad de información, a menudo confusa, incompleta y contradictoria, sobre cómo permanecer saludable durante el tratamiento. Os deseo suerte en vuestro periplo en favor del bienestar perfecto y duradero.

Bibliografía

Abel, Emily K. y Subramanian, Saskia K. (2008). *After the Cure*. Nueva York. NYU Press, 2010.

Alaoui-Jamali, Moulay A.(2010). *Alternative and Complementary Therapies for Cancer*. Nueva York. Springer.

Bagchi, Debasis y Preuss Harry G. (2004). *Phytopharmaceuticals in Cancer Chemoprevention*. Boca Raton. CRC Press.

Barasi Mary E. (2003). *Human Nutrition*. Londres. Hodder Education.

Bendich, Adrianne y Deckelbaum, Richard J.(2005). *Preventive Nutrition*. Nueva York. Springer.

Berkson, Burt (2010). *The Alpha Lipoic Acid Breakthrough*. Nueva York. Crown Publishing Group.

Betty Crocker Editors (2011). AARP *Living with Cancer Cookbook*. Nueva York. John Wiley & Sons, LTD.

Beuth, Josef y Moss, Ralph W. (2005). *Complementary Oncology*. Nueva York. Thieme Medical Publishers.

Blaylock, Russell L. (1997). *Excitotoxins: The Taste that Kills*. Santa Fe, Nuevo México. Health Press.

Block, Keith y Weil, Andrew (2009). *Life Over Cancer*. Nueva York. Bantam Books.

Boushey, Carol J., Coulston, Ann M., Rock, Cheryl L. y Monsen, Elaine (2001). *Nutrition in the Prevention and Treatment of Disease*. Waltham, Massachusetts. Elsevier.

Brown, Susan E. y Trivieri, Jr., Larry (2006). *The Acid Alkaline Food Guide*. Garden City Park, Square One Publishers.

Carlson, Linda, Speca, Michael y Segal, Zindel (2011). *Mindfulness-Based Cancer Recovery*. Oakland, California. New Harbinger Publications.

Cordain, Loren (2010). *The Paleo Diet*. Nueva York. John Wiley & Sons, Ltd.

Cragg, Gordon M. (2005). *Anticancer Agents from Natural Products*. Boca Raton, Florida. CRC Press.

Cukier, Danie (2004). *Coping With Chemotherapy and Radiation Therapy*. Nueva York. McGraw-Hill.

Dispenza, Joseph (1997). *Live Better Longer*. San Francisco. Harper San Francisco.

Fleishman, Stewart (2011). *Learn to Live Through Cancer*. Nueva York. Demos Medical Publishing.

Fuhrman, Joel (2011). *Super Immunity*. Nueva York. Harper Collins.

Gershwin, M. E. (2007). *Spirulina in Human Nutrition and Health*. Nueva York. Taylor & Francis.

Gittleman, Ann Louise (2008). *Get the Sugar Out*. 2ª ed. revisada y actualizada. Nueva York. Crown Publishing Group.

Gorter, Robert y Peper, Erik (2011). *Fighting Cancer*. Berkeley. North Atlantic Books.

Grimes, Karlyn (2011). *The Everything Anti-Inflammation Diet Book*. Cincinnati, Ohio. F+W Media.

Hatherill, Robert J. (1998). *Eat to Beat Cancer*. Los Ángeles. Renaissance Books.

Hess, David J. (1997). *Can Bacteria Cause Cancer?* Nueva York. NYU Press.

Hoffer, Abram (2008). *Orthomolecular Medicine for Everyone: Megavitamin Therapeutics for Families and Physicians*. Laguna Beach, California. Basic Health Publications.

Irving, David Gerow (2011). *The Protein Myth*. Ripley, Hampshire. O-Books.

Jubb, Annie Padden y Jubb, David (2012). *Secrets of an Alkaline Body*. Berkeley. North Atlantic Books.

Kaelin, Carolyn M. y Coltrera, Francesca (2005). *Living Through Breast Cancer*. Nueva York. McGraw-Hill.

Katsilambros, Nikolaos, Dimosthenopoulos, Charilaos, Kontogianni, Meropi D., Manglara, Evangelia y Poulia, Kalliopi-Anna (2010). *Clinical Nutrition in Practice*. Hoboken, Nueva Jersey. John Wiley & Sons, Ltd.

Katz, Rebecca y Edelson, Mat (2011). *One Bite at a Time*, revised paper. Berkeley. Ten Speed Press.

Katzin, Carolyn F. (2010). *The Everything Cancer-Fighting Cookbook*. Cincinnati, Ohio. F+W Media.

Kelder, Peter (1998). *Ancient Secret of the Fountain of Youth*. Nueva York. Doubleday.

Kelloff, Gary J., Hawk, Ernest T. y Sigman, Caroline C. (2008). *Cancer Chemoprevention*. Nueva York. Springer.

Kelly, Lorraine y Anita Bean (2012). *Lorraine Kelly's Nutrition Made Easy*. Nueva York. Ebury Publishing.

Khalsa, Dharma Singh (2010). *Food As Medicine*. Nueva York. Simon & Schuster.

Kumar, Nagi B. (2012). *Nutritional. Management of Cancer Treatment Effects*. Nueva York. Springer.

Langerak, Alan D. y Dreisbach, Luke P. (2001). *Chemotherapy Regimens and Cancer Care*. Austin, Texas. Landes Bioscience.

Margel, Douglas L. (2005). *The Nutrient Dense Eating Plan*. Sydney. ReadHowYouWant.

McKay, Judith y Schacher, Tammy (2009). *The Chemotherapy Survival Guide.* Oakland, California. New Harbinger Publications.

Miller, Emmett E.(1997). *Deep Healing: The Essence of Mind/Body Medicine.* Carlsbad, California: Hay House.

Minev, Boris R. (2011). *Cancer Management in Man.* Nueva York. Springer.

Missailidis, Sotiris (2008). *Anticancer Therapeutics.* Hoboken, Nueva Jersey. John Wiley & Sons, Ltd.

Mondoa, Emil I. (2008). *Sugars That Heal.* Nueva York. Random House Publishing Group.

Mowrey, Daniel B. (1986). *The Scientific Validation of Herbal Medicine.* Los Ángeles. Keats Publishing.

Mukherjee, Siddhartha (2010). *The Emperor of All Maladies.* Nueva York. Simon & Schuster.

Mutanen, Marja y Pajari, Anne-Maria (2011). *Vegetables Whole Grains, and Their Derivatives in Cancer Prevention.* Nueva York. Springer.

Newton, Herbert B. (2005). *Handbook of Brain Tumor Chemotherapy.* Waltham, Massachusetts. Elsevier.

Nicolle, Lorraine, Beirne, Ann Woodriff y Ash, Michael (2010). *Biochemical Imbalances in Disease.* Filadelfia, Jessica Kingsley Publishers.

Ottoboni, Fred y Ottoboni, Alice (2002). *The Modern Nutritional Diseases and How to Present Them.* Sparks, Vincente Books, Inc.

Physicians Committee for Responsible Medicine. (2002). *Healthy Eating for Life to Prevent and Treat Cancer.* Hoboken, Nueva Jersey. John Wiley & Son.

Preedy, Victor R. y Watson, Ronald Ross (2010). *Olives and Olive Oil in Health and Disease Prevention.* Waltham, Massachusetts. Elsevier.

Priestman, Terry (2008). *Cancer Chemotherapy in Clinical Practice.* Nueva York. Springer.

Quillin, Patrick (2005). *Beating Cancer with Nutrition.* Tulsa, Oklahoma. Nutrition Times Press.

Raffa, Robert B. y Tallarida, Ronald J. (2010). *Chemo Fog.* Nueva York. Springer.

Reid, Daniel (2011). *The Tao Of Health, Sex and Longevity.* Nueva York. Simon & Schuster.

Rencun, Yu y Hai, Hong (2012). *Cancer Management with Chinese Medicine.* Hackensack, Nueva Jersey. World Scientific.

Ronzio, Robert. (2003). *The Encyclopedia of Nutrition and Good Health.* Nueva York. Infobase Publishing.

Salter, Andrew, Wiseman, Helen y Tucker, Gregory (2012). *Phytonutrients.* Nueva York. John Wiley & Sons, Ltd.

Schwartz, Anna L. y Armstrong, Lance (2004). *Cancer Fitness.* Simon & Schuster.

Seeram, Navindra P. y Stoner, Gary D. (2011). *Berries and Cancer Prevention*. Nueva York. Springer.

Servan-Schreiber, David (2009). *Anticancer, A New Way of Life*. Nueva York. Viking Adult.

Shaw, Clare (2010). *Nutrition and Cancer*. Hoboken, Nueva Jersey. John Wiley & Sons, Ltd.

Silver, Julie (2012). *You Can Heal Yourself*. Nueva York. St. Martin's Paperbacks.

Silverman, Dan y Davidson, Idelle (2009). *Your Brain After Chemo*. Cambridge, Massachusetts. Da Capo Press.

Somers, Suzanne (2009). *Knockout*. Nueva York. Crown Publishing Group.

Thompson, Jennifer Trainer (2011) *Very Blueberry*. Berkeley, California. Ten Speed Press.

Tierra, Michael (1980). *The Way of Herbs*. Nueva York. Pocket Books.

Tyson, Richard (2008). *Rich Remedies: My Amazing Natural Self-Healing Discoveries*. Bloomington, Indiana. iUniverse.

Visel, Dave (2006). *Living with Cancer*. New Brunswick, Nueva Jersey. Rutgers University Press.

Watson, Ronald Ross (2008). *Functional Foods and Nutraceuticals in Cancer Prevention*. Hoboken, Nueva Jersey. John Wiley & Sons, Ltd.

Weihofen, Donna L., Robbins, JoAnne y Sullivan, Paula A. (2002). *Easy-to-Swallow, Easy-to-Chew Cookbook*. Hoboken, Nueva Jersey. John Wiley & Sons, Ltd.

Weil, Andrew (1983). *Health and Healing*. Nueva York. Houghton Mifflin Company.

Williams-Huw, Michelle (2007). *My Mummy Wears a Wig—Does Yours?* Mid Glamorgan. Accent Press Ltd.

Wolff, Meg (2010). *A Life in Balance*. Camden, Maine. Down East Books.

World Health Organization. (2003). *Nutrition and the Prevention of Chronic Diseases*. Ginebra. World Health Organization.